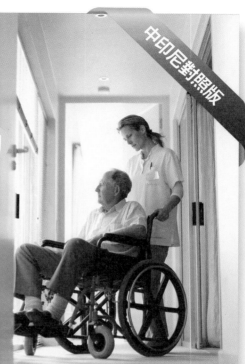

好看護的第一本速查手冊

第一本速查手冊

Buku cara-cara merawat orang sakit

林秀英 何美娜 著　李選 曾淑梅 鄧慶華 校閱

中印尼對照版

Buku terjemahan dari bahasa mandarin ke bahasa indonesia

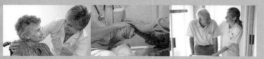

校閱者簡介

李選

▶ 現任

- 中山醫學大學護理學系、所教授兼主任、所長（教字第9271號）（90.8～迄今）
- 台灣護理學會第二十七屆理事長（92～迄今）
- 中華民國紅十字會理事（92～迄今）
- 中華民國護理師護士公會全國聯合會理事（83～迄今）
- 台灣省護理師護士公會常務理事（83～迄今）
- 中華民國精神衛生護理學會理事（86～迄今）
- 台中市護理師護士公會常務理事（93～迄今）
- 國際護理榮譽學會監事（93～迄今）

▶ 學歷

- 美國德州大學護理研究所博士（72.9~76.5）
- 美國德州大學護理研究所碩士（69.9~71.5）
- 國防醫學院護理學系學士（58.9~62.8）

▶ 經歷

- 台灣護理學會第二十七屆理事長、第二十六屆常務理事暨國際事務委員會主任委員（92～94、89～91）

- 中華民國護理學會（前台灣護理學會）第二十五屆常務理事暨護理教育委員會主任委員（86～88）

- 中華民國護理學會（前台灣護理學會）第二十四屆常務理事暨護理教育委員會主任委員（83～85）

- 中華民國護理學會（前台灣護理學會）第二十三屆常務理事暨臨床護理委員會主任委員（80～82）

- 台灣護理學會（前中華民國護理學會）第二十二屆理事（77～79）

- 台北醫學大學護理學系、所教授（89.8～90.7）

- 弘光技術學院護理學系教授兼系主任（85.8～89.7）

- 長庚大學護理學系教授兼系主任（78.8～85.7）

- 國立陽明大學護理學系副教授（76.8～78.7）

- 美國德州州立醫院護理部督導（72.9～76.7）

- 美國佛州奧岱爾醫院護理部副主任（71.9～72.8）

- 台北榮民總醫院護理部副護理長（67.5～69.8）

- 國防醫學院護理學系助教（62.8～66.7）

曾淑梅

▶ 現任

- 中山醫學大學護理系兼任講師
- 中台醫護技術學院護理系兼任臨床實習顧問

▶ 學歷

- 中山醫學大學醫研所護理組碩士

鄧慶華

▶ 現任

- 童綜合醫療社團法人童綜合醫院護理部督導
- 中山醫學大學護理系兼任講師
- 中台技術學院護理系兼任講師

▶ 學歷

- 中山醫學大學醫學研究所碩士

作者簡介

林秀英

▶ 現任

- 財團法人台灣省私立台中仁愛之家附設靜和醫院護理主任

▶ 學歷

- 中山醫學大學護理研究所碩士
- 亞洲大學健康管理系長期照護研究所碩士
- 弘光科技大學護理系學士

▶ 經歷

- 光雄醫院內科病房護理長
- 中山醫學大學附設復健醫院護理長
- 中山醫學大學附設醫院出院準備服務護理師

何美娜

▶ 現任

- 中山醫學大學附設復健醫院臨床護理師

▶ 學歷

- 弘光科技大學護理系學士

▶ 經歷

- 中山醫學大學附設復健醫院出院準備服務護理師

推薦序

　　中山醫學大學附設復健醫院於民國七十八年開始營運，至今已將近二十六年，復健科病房有九十三床，腦中風、腦傷，以及脊髓損傷的重殘患者就占了八、九成。在患者復健早期或甚至是終身，常需要一位全天候的照顧者，因此，在家屬之外，常需要僱用其他照顧者來幫忙。由於經濟的因素，不少家庭不得不僱用外籍看護工來幫忙。外籍看護工雖然接受過基本的語言及照護訓練，但照顧重殘病患時，仍有許多需要學習的看護技巧。

　　本院會例行性在床邊，或定期舉辦各種衛教課程，來提高患者、家屬與照顧者對傷病的認知，以及學習正確的照護技巧。近幾年，大量外籍看護加入照護的行列，由於民俗文化不同、語言的隔閡，造成教導上嚴重的障礙。偶爾有翻譯人員來院時，本院會請他們幫忙溝通。由此而產生一些靈感，何不將平常已做好的中文衛教單張，做一些增補，然後翻譯成各種外籍看護的本國語言，減少護理人員教導上的困難，提高看護工的照護品質。

　　經過本院護理部與出院準備小組的努力，很快的就完成了中文衛教單張的製作，並尋求具備各種常用語言（英文、越南文、泰文、印尼文）的翻譯師來進行翻譯，幾經波折，最後由順志興翻譯師協助完成。之後又面臨經費以及編印排版的困難，經過院內同仁的多方努力，花了四年時間，方才完成四種外籍語言的衛教單張印製。

初期在本院試用，護理同仁覺得語言溝通的困擾減少了，經過反覆的示範教學後，外籍看護工的照護技巧果然有明顯的進步。之後，本院將這些衛教單張提供給其他醫療院所使用，得到很好的反應。因此，決定翻印成《好看護的第一本速查手冊（中印尼對照版）》，希望資源共享，能造福更多的醫療院所、看護人員，以至於患者。

在此特別感謝本院護理部及出院準備服務小組同仁們的熱心與努力！

中山醫學大學附設復健醫院院長

畢柳鶯

目　錄

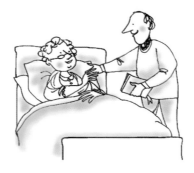

Merawat kulit tubuh
皮膚照護

Jangan sampai luka karena tertekan.

避免壓瘡。

✤ Luka karena tekanan

壓瘡：

▶ Karena kulit tubuh tertekan, mengakibatkan bagian tubuh aliran darah jadi macetn, dan kulit tubuh menjadi merah, kulit jadi belembung air, kulit terluka, kulit tubuh rusak, kulit bisa timbul busuk. Diikutin badan panas dalai, sakit, kulit tubuh keluar nanah, bisa infesi, sepsis dll.

因為皮膚受壓迫，導致該部位發生血流阻塞，皮膚產生發紅、形成水泡、破皮、皮膚壞死、潰瘍等現象。伴隨發燒、疼痛、化膿等症狀，引起感染、敗血症等。

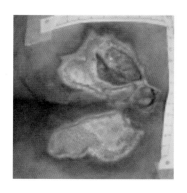

二、Karena
原因

Tidak pasieh yang bisa bergerak, atau ganti posisi kesehatan tidak bagus, tekanan darah rendah aiau, bengkak penyakit, orang tua, tertekan, kulit tubuh tebgesek, kulit kotor gampang terluka, buang air besar/kecil tidak tertahan basah, ngompol.

無法活動及更換姿勢、營養不良、貧血、水腫、衰老、壓迫、皮膚摩擦、潮濕、不乾淨、皮膚有外傷、大小便失禁等。

三、**Bagian tubuh yang sangat mudah terluka**
　　容易發生的部位

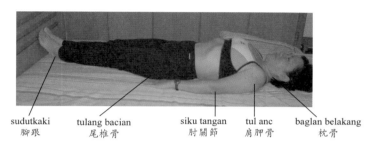

sudutkaki	tulang bacian	siku tangan	tul anc	baglan belakang
腳跟	尾椎骨	肘關節	肩胛骨	枕骨

a. bagian tubuh yang 仰臥

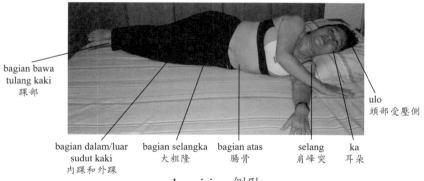

bagian bawa
tulang kaki
踝部

ulo
頭部受壓側

bagian dalam/luar sudut kaki	bagian selangka	bagian atas	selang	ka
內踝和外踝	大粗隆	腸骨	肩峰突	耳朵

b. miring 側臥

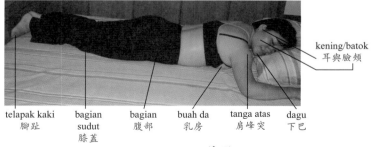

kening/batok
耳與臉頰

telapak kaki	bagian sudut	bagian	buah da	tanga atas	dagu
腳趾	膝蓋	腹部	乳房	肩峰突	下巴

c. telungkap 俯臥

3

四、Cara pencegahan
預防方法

1. Paling sedikit 2 jam sekali berbalik badan, menjaga jangan sampai bagian tubuh tertekan terlalu lama. Berbalik badan, untuk orang lumpuh balik miring, waktunya jangan sampai lewat setengah jam. Bagian kulit yang merah, bagian tsb jangan sampai yang tertekan, berbalik badan waktu nya agak pendek.

   至少每2個小時更換姿勢、翻身一次，避免同一部位受壓太久。若翻向肢體麻痺側，時間不可超過半小時。若皮膚有發紅部位，則勿壓迫該部位，應縮短翻身的間隔時間。

2. Sewaktu duduk, setiap 15-20 menit harus bergerakatau 10-15 detik ganti posisi.

   採坐姿時，每15-20分鐘做撐起運動或是改變姿勢10-15秒。

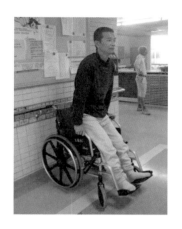 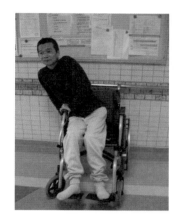

3. Kepala ranjang jangan sampai lebih tinggi dari 30 derajat, kalau mau duduk bagan bawah bawa ranjang juga harus ditinggikan dan, dibawa kakinya dikasih ganjalan.

床頭勿搖高於30度角，若要坐起，必須床尾同時搖高，並在腳部給予適當的支托。

4. Boleh pakai bantal kepala, alas yang lunak sarung selimut, selimut, bola air atau pakai yang lainnya untuk menjaga jangan sampai tulangnya tertekan, ganjalan melindung tulang tubuh untuk.

可利用枕頭、棉墊、棉被、水球或其他柔軟的工具置於易受壓的骨突處，支撐身體。

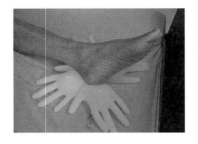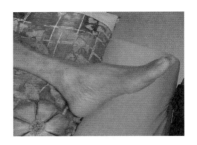

5. Bias pakai alat persiapan, misalkan: ranjang berisi udara.

使用預防工具，例如：氣墊床。

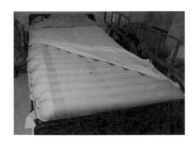

6. Pakai ranjang untuk bantu memindahkan pasien, balik badan, atau gendong berduspreia, jangan pakai cara menarik.

利用床單協助搬運、翻身，或兩人合抱，勿用拖拉的方式。

7. Menjaga kulit bersih dan tidak kering, boleh pakai hand body untuk memijatnya.

保持皮膚清潔、乾燥，可使用乳液按摩。

8. Perlu cukup vitamin dan cairan.

   充足的營養與水分。

9. Baju, selimut ranjang harus lembut, atas ranjang harus rata, jangan ada upatan.

   衣物、床褥要柔軟，床單要鋪平整，勿有皺褶。

10. Jangansamp aiada tertadi luka di kulit luar.

   避免造成外傷。

11. Orang sakit perlu sering, diperiksa, bagian tubuh teristimewa. Belakang tubuh anggota tubuh, orang sakit bisa kehilangan rasa, tidak bisa merasakan sakit atau tekanan, dan gampang terluka.

   常檢視病患，尤其是肢體的擺位。肢體癱瘓後，病患患部的感覺會消失，無法感覺疼痛或受壓，極易受傷。

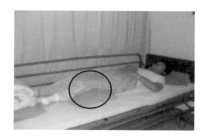
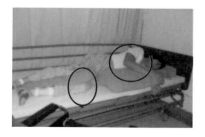

12.Sewaktu berbalik badan, periksa bagian kulit tubuh.

每次翻身時，檢查皮膚狀況。

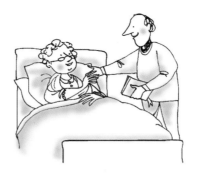

Kalau mencuci rambut dia
如何給予病患洗頭

Kamu berapa kali mencuci rambut? Sehabis cuci rambut apakah merasa segar? Orang yang kamu jaga, juga sama dengan kamu harus sering cuci rambut? Coba-coba dikerjakannya, sedikitpun tidak susah, untuk dia cuci rambut, dia pasti merasakan kesegaran!

您多久洗一次頭？洗頭後是否覺得清爽舒適？您所照顧的病患，是否也跟您一樣常常洗頭？來做做看，一點也不難，為病患洗個頭，會讓病患舒服好一陣子喔！

▶ Kalau dia bias turun ranjang, silakan seminggu 1-2 kali cuci rambutnya.

如果病患可以下床，請每週到浴室洗頭一至二次。

▶ Kalau diae tidak bisa turun ranjang, cuci rambutnya diatas ranjang dan kamu harus siapkan barang yang harus diperlukan:

如果病患不方便下床，則在床上洗頭，您需準備下列用物：

Dua ember (dibagi satu untuk air bersih dan kotor), gayung air, handuk besar, handuk, kantong plastik besar atau tempat cuci rambut, shampo, sisir, blow rambut.

兩個水桶（分別裝清水與髒水）、水瓢、大毛巾、毛巾、大型塑膠袋或洗頭墊、洗髮精、梳子、吹風機。

✤ Sebelum menuang air jangan lupa dicoba dulu air itu hangat atau tidak!

裝水前別忘了先用手背測試水溫喔！

1. Siapkan tempat cuci rambut atau ember.

   備好洗頭墊或自製洗頭槽。

2. Handuk besar masukkan dalam kantong plastik, lalu bentuk segi empat seperti di gambar.

   大毛巾捲成長筒狀──放入大塑膠袋底部──做成馬蹄型以膠帶固定。

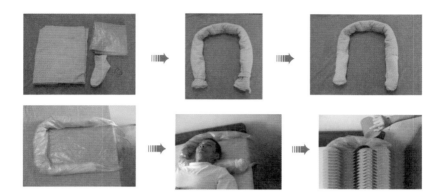

3. Bantu dia berbaring lurus, kepala harus diatas ranjang tempat cuci kepala, yang lainnya untuk taruh air kotor.

協助病患平躺，頭移到床沿——洗頭墊（槽）放在頭頸部，其下擺放在預裝髒水的桶中。

4. Taruh shampo untuk rambut, garuk yang bagian gatal, lalu siram dgn air bersih, boleh diulang sekali lagi dan cuci sampai bersih, perhatikan air atau busa shampo jangan sampai kena mata atau kuping.

以洗髮精搓洗頭髮，抓抓癢，再以清水沖洗，可重複此步驟直到乾淨為止，注意水或泡沫勿跑到眼睛及耳朵。

5. Pakai handuk kering bungkus kepalanya, siapkan tempat yang enak lalu, keuarkan handuk dari dalam kantong plstik

lalu lap rambutnya sampai kering, boleh juga pakai blow rambut blow sampai kering, lalu boleh bereskan tempat.

以乾毛巾包裹頭髮，移去用物，安排好舒適臥位後，再取出塑膠袋中的大毛巾來擦乾頭髮，也可以使用吹風機將頭髮吹乾，之後梳理整齊即可。

✤ Sekarang lihat apakah dia merasakan kesegaran? Dan jangan lupa beri kamu sendiri semangat!

看看病患現在是否神清氣爽？別忘了，也給自己一個大大的喝采！

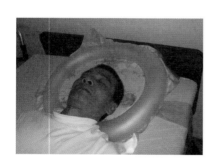 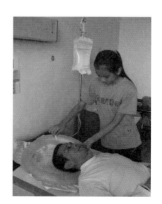

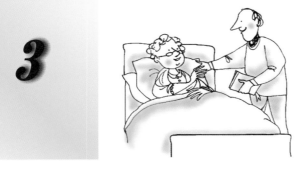

Kumur-kumur mulut dan cuci muka
口腔清潔與洗臉

Bangun pagi, sikat gigi lalu cuci muka apakah lebih segar? Dia juga sama, sebelum makan, mulut pasti ada rasa bau, bantu dia bersihkan muka dan mulut lalu dia pasti merasa segar.

早上起床，刷牙洗臉後是不是覺得很舒服？對病患來說也是一樣的，未經口進食，口腔的異味是難免的，幫助病患清潔臉及口腔後，與病患一起迎接新的一天。

一、**Kamu harus siapkan barang yang diperlukannya**
　　您需準備的用物

Handuk, obat kumur, air bersih, batang kassa, pembersih mulut, air hangat, dalam ember.

毛巾、清水、漱口水、口腔棉籤、臉盆盛溫水。

二、**Yang harus dikerjakan**
　　步驟

1. Cuci tangan.

   洗手。

2. Sedot dahak.

   抽痰。

3. Membantu dia berbaring mirring.

   協助病患側躺。

4. Basahi mulut agak basah, dakai batang kassa dan bersihkan rongga mulut barang harus dibagi.

   將口腔棉籤沾濕，清除口內分泌物。

5. Sesudah kumur mulut lalu pakai pembersih mulut, membersihkan gigi, atas gigi dan bawah gigi.

   將口腔棉籤沾漱口水，清潔牙齒、牙縫及牙齦。

6. Handuk harus agak basah bersihkan bagian yang harus dibersihkan:

   毛巾沾濕，清洗部位應為：

▶ Mata-kuping-lubang hidung sekeliling bagian muka.

眼睛—耳朵—鼻孔周邊—臉部。

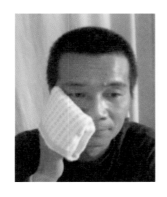 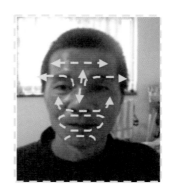

7. Selesai membersihkannya, bantu dia balik ketempatnya.

完畢，協助病患翻回原位。

三、 **Masalah yang harus diperhatikan**
注意事項

1. Jika pasien pikiran jelas dan anggota atas bias gerak, siapkan odol, sikat gigi, handuk, disampingnya bantu dia sikat gigisen diri, tapiair tidak bolehkena rongga tenggorokan atau disekeliling luka.

若意識清楚，上肢可活動自如，可將牙膏、牙刷、毛巾備好，在旁協助病患自行刷牙即可，但不可使水濺到氣管切口內及周邊。

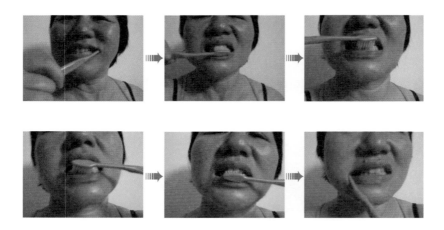

2. Sewaktu membersihkan mulut batang pembersih mulut jangan sampai terlalu masuk kedalaman jaga-jag jangan sampai muntah.

清洗時，口腔棉籤不要插入太深，避免嘔吐。

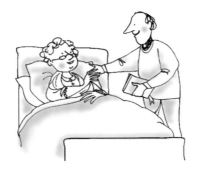

4

Kalau membersihkan dia punya tangan dan kaki

如何清潔病患的手和腳

Apakah kamu pernah merasakan, tangan kaki orang yang tidak bisa bergerak? apakah dia orang harus setiap minggu bersihkan tangna dan kaki kamu orang sehat setiap hari mandi, cuci tangan, gerakan ini membiarkan agar kulit tubuh kamu lembut, tapi kamu tahu dia orang yahg tidak bisa menyenyuh air, maka dari itu kulit jadi tebal dan kulit tidak bisa bernafas, dan kulit tubuh suka dgn makanan, bateri kalau kamu bisa membantu dia untuk membersihkannya, secara berkala dan bau badan bisa hilang, dia orang juga hidup dgn segar.

您是否曾懷疑，手腳活動不方便的病患是否需要每週徹底清潔手和腳？健康的您每天洗澡、洗手，這些動作讓皮屑自然脫落，但是您的病患不方便碰水，所以皮屑逐漸增厚而無法脫除，阻礙了皮膚的呼吸，而皮屑是細菌喜歡的食物，如果您能幫助病患定期去除，則發炎的機會及身體的異味會自然消失，病患也會過得更舒適。

✤ Gerakan yang bisa turun ranjang

可下床活動者──

▶ Sewaktu mandi dengan menyiram atau didalam bak air, bersihkan harus pakai sabun setiap jari tangan, kaki, atau di tengah jari, harus dilap dan sampai kering.

每次淋浴或盆浴時，徹底以肥皂清潔每一隻手指、腳趾，尤其是指（趾）間，需搓揉至乾淨爲止。

▶ Pasien yana tidak bisa turun ranjang

不方便下床者──

▶ Sewaktu selesai melap badan (selain gunting kuku, tidak perlu siapkan barang), atau selesaikan sendiri (harus siapkan tempat plastik, ember, handuk, sabun, gunting kuku).

選擇在某一次擦澡時完成（除指甲剪外，不需特別準備用物），或單獨完成（需備塑膠墊、盆、毛巾、肥皂、指甲剪）。

✤ Jangan lupa sebelum taruh air harus dicoba sentuh apakah air itu hangat!

別忘了進行前，先測試水溫喔！

▶ Yang harus dikerjakan

步驟：

1. Tempat kantong plastik diatas ranjang, taruh ember berisi air hangat di taruh diatas plastik.

將塑膠墊放置床上，裝溫熱水盆放置於塑膠墊上。

2. Tangannya taruh di dalam ember, rendam berapa menit, lalu cucidenan sabun setiap jari tangan, kuku yang panjang, lalu tangan sebelahnya juga sama, cara cucinya sama.

將一側的手放入盆中，浸泡數分鐘，再以肥皂搓洗每一隻手指，尤其指縫，沖水洗淨後再換另一側手，以相同方法執行。

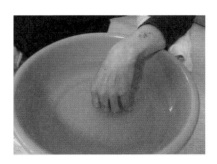

19

3. Selesai cuci tangan, cuci kakinya dan rendam, cara mencuci, nya sama dgn tangan, perhatikanmencucinya harus yang bersih.

手部完成後，進行腳的浸泡與搓洗，方法同前，注意趾間清洗至無皮屑止。

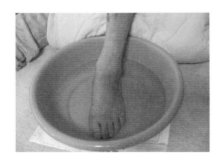

4. Menggunting kuku, harus yang rapi (agak bundar).

修剪手指甲，應成弧形（圓）。

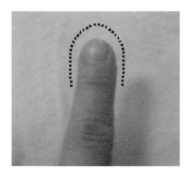

5. Menggunting kuku kaki, harus rata, menjaga jangan sampai ada kuku panjane dan masuk ke daging, gunting kuku harus agak pendek, tapi jangan sampai luka.

修剪腳趾甲，應修平，以防兩端長入趾肉內，修剪腳趾甲時應修短，但不可傷及皮肉。

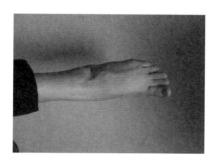

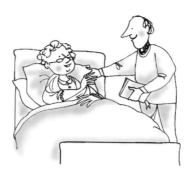

Cara tepat pemberian obat
病患正確的給藥

一、**Waktu pemberian**
　　給藥的時間

　　· Setiap hari　　　　　　　　　　每天

　　· Pagi har　　　　　　　　　　　上午

　　· Siang hari　　　　　　　　　　中午

　　· Malam hari　　　　　　　　　晚上

　　· Sebelum tidur　　　　　　　　睡前

　　· Sebelum makan　　　　　　　飯前

　　· Setelah makan　　　　　　　　飯後

　　· Setiap malam　　　　　　　　每晚

　　· Selisih antara 2 waktu makan　　兩餐之間給予

　· Dimakan 1 hari 1 kali sebelum makan pagi (2 kali, 3kali)

一天一次早餐前服用（二次、三次）

· Dimakan 1 hari 2 kali setelah makan

一天二次飯後服用

· Dimakan 1 hari 3 kali setelah makan

一天三次飯後服用

· Dimakan 1 hari 4 kali setelah makan

一天四次飯後及睡前

· Setiap 1 jam 1 kali (2 kali, 3 kali, 4 kali)

每小時一次（2小時、3小時、4小時）

· Besok pagi　　　　　　　明天早上

· Tidak boleh makan　　　　禁食

· Bila perlu　　　　　　　需要時

· Bila perlu diberikan (1 kali)　如需要時給予（一次）

· Selang 1 hari　　　　　　每隔一天

· Segera diberikan　　　　　立即給予

二、**Jumlah obat**
　　給藥劑量

· Setiap biji (2biji)　　　　各一顆（二顆）

· Mili liter (Cm3)　　　　　毫升（立方公分）cc

· Gram　　　　　　　　　公克

· Tetes (1 tetes, 2 tetes, 3 tetes)　滴（一滴、二滴、三滴）

· Ons   盎司

· 1 sendok makan   一湯匙

  (2 sendok makan)   （二湯匙）

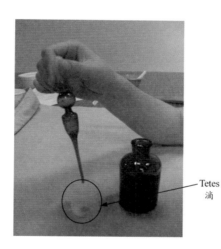

Tetes
滴

三、 **Sifat/jenis obat-obatan**
   藥物性質

· Kapsul   膠囊

· Kental 100 cc (200 cc)   稀釋100 cc （200 cc）

· Cairan   液體

· Salep   藥膏

· Tablet   錠劑

· Bubuk   粉劑

· Likuit　　　　　　　　糖漿

· Bung kusan　　　　　　片劑

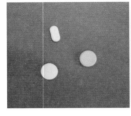
Tablet錠劑

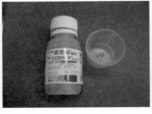
Likuit糖漿

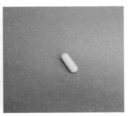
Kapsul膠囊

四、**Ditelan**
給藥途徑

· Ditelan　　　　　　　　　　口服

· Taruh dibawah lidah　　　　舌下服用

· Lewat lubang anus (disumbat)　肛門給藥（塞劑）

· Kuping kiri　　　　　　　　左耳

· Kuping kanan　　　　　　　右耳

· Sepasang kuping　　　　　　雙耳

· Mata kiri　　　　　　　　　左眼

· Mata kanan　　　　　　　　右眼

· Sepasang mata　　　　　　　雙眼

· Disuntik pada kulit bawah　　皮下注射

· Disuntik pada kulit dalam　　皮內注射

· Disuntik pada otot　　肌肉注射

五、**Titik/bagian penyuntikan (Disuntik sesuai dengan urutannya)**
注射部位（依照下列順序部位注射）

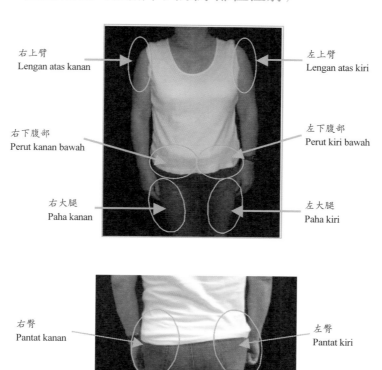

右上臂
Lengan atas kanan

左上臂
Lengan atas kiri

右下腹部
Perut kanan bawah

左下腹部
Perut kiri bawah

右大腿
Paha kanan

左大腿
Paha kiri

右臀
Pantat kanan

左臀
Pantat kiri

六、**Lain lain (Pergantian obat pada luka)**
　　其他（傷口換藥）

- Kain obat　　　　　　　　　　　　　藥布

- Air obat pembersih luka　　　　　　　優碘

- Air yang berhubungan dengan garam　生理食鹽水

- Kapas　　　　　　　　　　　　　　棉墊

- Kain kasa　　　　　　　　　　　　　紗布

- Kapas batangan　　　　　　　　　　棉花棒

- Plester　　　　　　　　　　　　　　膠布

- Salep　　　　　　　　　　　　　　藥膏

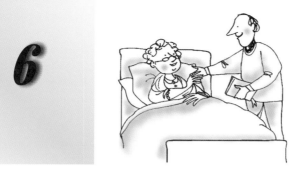

Cara menelan dan menyuapi
如何進行吞嚥訓練及餵食

Jika pasien dapat makan dengan mulut adalah satu hal yang menyenangkan, apalagi bila menikamati makanan yang lezat! Karena pasien sakit sehingga terpaksa harus melewati hidung untuk mendapatkan gizi, tetapi bila kesehatan membaik pipa ini bisa diambil, tetapi sebelum kembali normal, anda harus melatih pasien untuk menelan makanan.

能夠從口吃東西，是人生至大的快樂，如果病患能保有由口享受美味大餐的能力，該是多美好的一件事！病患可能因病暫時以鼻胃管補充養分，但是這管子是可以隨病情改善而拔除或只補充由口所沒辦法吃的食物，不過在讓病患成功的由口吃東西前，需要您訓練他（她）吞東西的能力。

一、Waktu latihan makan
何時可訓練他（她）吞東西

Bila pasien terhadap rangsangan bahasa mulut ada reaksi, dengan menggunakan kapas teteskan air kemulut pasien biarkan pasien menelan, tidak ada batuk. Maka boleh mulai latihan makan dengan mulut.

如果病患開始對語言刺激有反應，並以棉籤沾水讓病患吞嚥，無咳嗽發生，即可以開始訓練。

二、Peralatan
您需要準備的用物

1. Handuk (membungkus tubuh pasien).

   毛巾（圍在身上）。

2. Untuk pertama kali gunakan Jeli, Ai Y Puding, Tawa, bila lancar barn boleh menggunakan makan an yang lembek atau berair.

   食物：吞嚥訓練初，宜採用果凍、愛玉、布丁、豆花等，成功後可採用一般軟質或液體食物。

3. Tempat untuk menaruh makanan dan sendok kecil.

   裝食物容器及小湯匙。

三、Tahap
步驟

1. Jaga ketenangan, dan pusatkan perhatian pada saat makan.

   維持進餐環境安靜，將注意力集中在進食上。

2. Membantu dari posisi 60-90 derajat, taruh bantal dibelakanng kepala, taruh handuk di bawah dagu, pastikan pada posisi yang enak.

   協助病患起身至60-90度，以枕頭放頭後，毛巾置於臉頰下，維持舒適的進食姿勢。

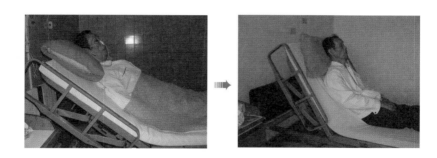

3. Beri lihat makanan yang dimakan oleh pasien untuk meninggikan nafsu makan.

   讓其親眼看見食物，以增加病患食慾，促進消化液之分泌。

4. Sarankan pasien untuk makan satu mulut kecil, dan menelan

makanan secara 2 kali.

以口令重複動作，餵一小口食物，並請病患吞嚥兩次
進行。

✤ Saran

口令：

Buka mulut, dicoba, coba gunakan lidah untuk mendorong
maknan kebagian atas, turunkan dagu, boleh menggunakan
jari untuk membantu pasien (untuk pasien yang bisa
mengunyah boleh melewati cara ini).

打開您的嘴巴，嚼一嚼，用您的舌頭將食物舉至上
顎，縮下巴吞下去，其間可用手協助病患（吞嚥無問
題的病人可省略此步驟）。

5. Suapi pasien secara perlahan, jaga takaran makanan pada
saat menyuapi, untuk pasien strok berikan makanan lewat
lubang yang tidak sakit.

餵食時要緩慢，每次送入病患口中的食物份量應適
中；如腦中風的病患應將食物放入健側口中。

6. Pastikan makanan masuk kedalam mulut, harus memastikan
pasien telah mengunyah dan menelan makanan baru boleh

menyuapi lagi.

食物應準確放入於其口內，需確定病患已咀嚼吞入後才可再餵食。

7. Catatat keadaan penyuapan, takaran makanan, jenis makanan dan perhatikan dan catat hal yang janggal.

記錄吞嚥情形、進食的量與種類，以及特別情形之發生。

四、**Hal yang harus diperhatikan**
注意事項

1. Bila pasien ada batuk, berhenti menyuapi, biarkan pasien istirahat paling sedikit 30 menit, bila terjadinya lebih dari sekali, berhenti unutk bbrp hari.

當病患發生咳嗽時，請停止餵食，讓病患至少休息半小時後再試，若屢次發生，則可能病患需延後一段時日再試。

2. Setelah makan harus isitirahat dalam posisi duduk. 1/2 jam, baru boleh ditidurkan.

餵食後需採坐姿休息半小時，再臥床，以防食物逆流。

3. Pada saat pelatihan, pipa makan jangan dilepas, bisa, untuk menambah gizi dan cairan.

訓練期間，仍應有鼻胃管留置或其他方式，以補充不足的水分及營養。

4. Setelah latihan makanan lunak beberapa saat, baru boleh memberikan makanan berair.

軟質食物進行一段時日，才可進行液體食物餵食。

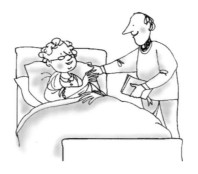

Bagaimana memberikan ma-kanan dengan selang sonde
如何由鼻胃管灌入食物

一、**Bahan yang perlu dipersiapkan**
準備用物

Makanan cair, botol untuk menuangkan makanan cair, handuk, tissue.

灌食物、灌食筒、毛巾、衛生紙。

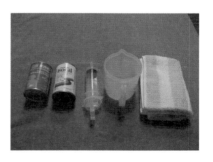

二、**Persiapan bahan makanan cair**
灌食物的準備

1. Bila bahan makanan dalam bentuk bubuk, setiapkali sekali pakai habis; bila makanan cair dalam kaleng, sisa makanan

cair yang tidak habis dimasukkan dalam kulkas, saat hendak minum dipanaskan lagi.

若商品爲粉狀者，每次使用適當的量；若爲罐裝液體，則未灌完部分應迅速放入冰箱冷藏，需要時再取出加熱、灌食。

2. Panas makanan cair sekitar 38-40 derajat, tidak boleh terlalu panas.

食物宜加熱至38-40℃，不可過熱。

三、**Cara memberikan makanan cair**
灌食步驟

1. Cucitangan.

洗手。

2. Siapkan makanan cair dan atur posisi pasien yang nyaman.

準備灌食物及安排舒適的環境。

3. Bantu pasien duduk atau kepala diangkat dengan posisi 30-60 derajat (agar makanan cair dapat mengalir dengan baik).

協助病患坐起或頭抬高30-60度（使食物能自然流下）。

4. Letakkan handuk di bawah dagu untuk menjaga kebersihan.

將毛巾置於臉頰下，保持病患與床單的清潔。

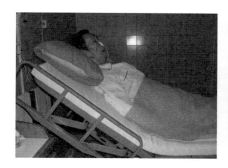 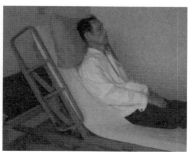

5. Di bawah ini adalah tindakan untuk memastikan pakai apakah selang sonde apakah selang masih ada di lambung atau tidak:

以下列任一方式確定胃管是否仍在胃內：

▶ Cara pertama: Periksa tanda pada selang sonde di hidung, bila selang keluar lebih dari 10 cm, tarik keluar selang sonde lalu beritahu suster untuk memasang kembali. Bila selang sonde tidak keluar dari 10 cm, periksa melalui rongga mulut apakah ada tergulung di dalam mulut, bila tidak tergulung, maka dengan perlahan-lahan masukkan kembali selang sonde tersebut.

檢查鼻胃管的記號，若脫出超過10公分時，將灌食端塞

住後，緩緩將管子拉出，通知居家護理師重插管；若
刻度未超過10公分，檢查口腔內無纏繞情形，則可輕輕
推進至原刻度位置，重新固定。

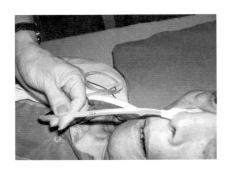

▶ Cara kedua: Sebelum memberikan makanan cair, gunakan
suntikan tanpa jarum untuk menyedot balik isi lambung,
pastikan selang sonde masih ada di dalam lambung, lalu
periksa sisa makanan cair yang masih ada dalam lambung,
bila lebih dari 50 cc, tunggu 1/2-1 jam kemudian baru
memberikan makanan cair, bila masih ada sisa makanan cair
biarkan mengalir kembali sendiri. Tinggi botol makanan ke
selang sonde saat memberikan makanan cair maupun obat
jaraknya dari 30-45 cm dari perut agar makanan cair dalam
mengalir perlahan.

將灌食空針反抽胃內容物，確定胃管仍在胃內，並檢

查胃內殘餘食物量，若在50 cc以上，則延遲半小時或1小時再灌食，無異狀之反抽食物，可讓其自然流回胃內。以灌食筒抽取食物或藥物，將灌食筒的高度定在離腹部上約30-45公分處，使食物緩緩流下。

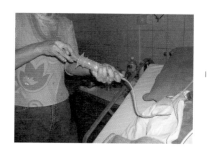 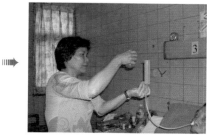

6. Setelah makanan cair selesai diberikan, berikan 30-50 cc air hangat untuk membersihkan sisa makanan cair yang ada di dalam selang sonde.

待食物灌完後，再抽30-50 cc溫開水灌入，沖淨管內剩餘食物。

7. Setelah memberikan makanan cair selesai, tutup rapat selang sonde.

將灌食端塞住保持密閉。

四、**Hal yang perlu diperhatikan**
注意事項

1. Setiap hari menukar kain plester di hidung.

   每日更換固定鼻胃管固定帶，並更換固定部位。

2. Saat memberikan makanan cair jangan sampaike masukkan udara.

   灌食過程儘量避免灌入空氣。

3. Saat memberikan makanan cair terjadi keadaan misalnya pasien batuk tidak berhenti atau nafas berubah, maka segera dihentikan.

   若灌食中出現異常現象，如咳嗽不止或呼吸變化，應立即停止灌食。

4. Selalu perhatikan apakah selang sonde ada tertarik keluar.

   隨時注意鼻胃管是否有脫出。

5. 30 menit sebelum memberikan makanan cair melalui selang sonde agar menyedot dahak terlebih dahulu, lalu periksa pipa saluran pernafasan apakah terbuka untuk menghindari makanan cair mengalir masuk ke paru paru.

   灌食前30分鐘應先抽痰，並檢查氣切插管氣囊是否該打氣，以免食物流入肺內。

6. Selama 30 menit setelah memberikan makanan cair memlaui selang sonde jangan membalikkan badan dan menyedot dahak.

灌食後30分鐘內不要立刻翻身、拍痰。

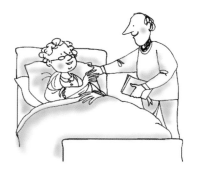

Bagaimana mengganti obat yang benar
如何給予病患正確的換藥

一、Caranya
目的

Mengganti obat diatas luka juga berfungsi membersih kan luka (lendiran, bagian barang, daging mati)! Luka harus dijaga yang bersih, lukabisa cepat sembuh.

換藥可以清除傷口上影響癒合的各種物質（膿、分泌物、死肉）！使傷口保持清潔，傷口會好得很快。

二、Untuk ganti obat, kamu harus sediakan
為了換藥，您需準備

1. Korek kuping atau kapas (untuk melap luka).
無菌棉枝或棉棒（擦傷口）。

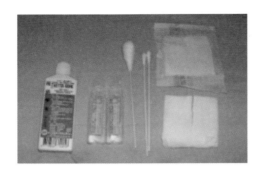

2. Obat air (untuk cuci luka).

無菌生理食鹽水（洗傷口）。

3. Betadin atau salep.

藥水或藥膏。

4. Kain bersih atau plaster (untuk menutup luka) .

無菌紗布或透明膠片（蓋傷口）。

5. Bawa plaster.

膠帶。

三、Selanjutnya
步驟

1. Cucitangan.

洗手。

2. Yang lamanya glama dibuang (kalau lengket, dilap harus

pakai air steril dan disiram basah).

撕下舊敷料（沾粘時，先用生理食鹽水沖濕）。

3. Periksa perubahan luka: Perubahan besar kecil? Kotoran luka ada berapa? Perubahan warna? Harus dicatat.

觀察傷口的變化：大小改變？分泌物多少？顏色變化？記錄下來。

4. Korek kuping pakaikan sedikit air garam, dari luka tengah kearah sampai luar luka harus dibersihkan.

以棉枝或棉棒沾生理食鹽水，從傷口的中間往外塗擦，至傷口清潔為止。

✤ Perhatikan

注意

▶ Korek kuping satu gunakan sekali.

一枝只能用一次。

▶ Bersihkan daerah yang terluka sampai luar lukanya 2-3 centi.

清潔範圍至傷口外圍2-3公分的地方。

5. Jika perlu cara yang diatas ini uniuk gunakan betadin atau salep.

必要時以上述方式塗上藥水或藥膏。

6. Tutp lukanya, tempelkan plester.

蓋上敷料，貼上膠布。

四、**Masalah yang harus diperhatikan**
注意事項

1. Banyaknya ganti obat dan keadaan luka (kotoranya ada beraoa banyak, lukanya besar atau kecil rundingkan dengan suster).

換藥的次數與傷口狀況有關（分泌物多少、傷口大小），請與居家護理師討論換藥次數。

2. Barang yang untuk digunakan luka atau korek kuping harus yang steril bersih, kamu harus perhatikan jangka waktu barangnya apakah daluwarsa dan tehnik waktu ganti obat.

接觸傷口的物品或棉枝必須完全無菌，請您千萬注意物品的保存日期及換藥技術。

3. Kalau ada barang yang lainnyayang tidak dimengerti, silakan tanya suster yang beri petunjuk menggunakannya.

如需其他特殊物品，如治療碗，請依護理師指示使用。

4. Mau luka supaya lekas sembuh, selain beri obat dan jaga kebersihkannya, peraturan duayang dibawa ini sangat membantu:

傷口要好得快，除了靠換藥保持清潔外，下面兩項也很有幫助：

▶ Balikkan badannya, mengurangi waktu tekan an pada luka.

勤於翻身，減少傷口受壓力的時間。

▶ Perhatikan kesehatannya, sering makan daging, ikan, telur, vitamin, Bisa membantu pempertumbuh dagingnya.

注意營養，多吃肉、魚、豆、蛋類及維他命A，可以幫助病患長肉。

Hanya dengan sering ganti obat, dan kamu anggap ganti obat itu kerjaan yang tidak susah, hanya kalau kamu mau mendengar peraturan dari suster dan dokter dan perhatikan petunjuk nya, percaya lah maka luka cepat sembuh.

熟能生巧，只要多換幾次，您便覺得換藥不是很難的事。只要您依照護理師指示做好換藥及以上注意事項，相信病患的傷口會好得很快。

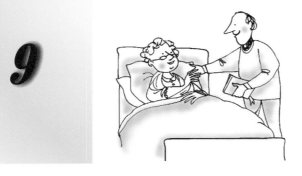

9

Cara-cara sedot dahak
如何從病患的氣切造口抽痰

Jika kita sendiri merasa ada dahak, pasti kita akan merasa kan tidak nyaman, makanya jika pasien kita bagian tempat sedot dahaknya (chi che) tersumbat oleh dahak akan mengakibatkan pernafasan tidak lancar, dan kita harus bantu pasien sedot dahak supaya pernafasanya kembali menjadi lancar dan bisa merasa nyaman.

當我們有痰時會不太舒服，而您的家人的氣切口如被痰所阻塞，將會無法順暢呼吸，因此我們需要幫他（她）抽痰，使他（她）能呼吸更順暢、更舒服。

一、Alat-alat yang digunakan untuk sedot dahak
抽痰用物

1. Satu buah mesin sedot dahak (chothan chi).

抽痰機1台。

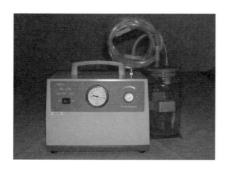

2. Satu botol sen li se yen shui / air yg tidak mengandung bakteri.

一瓶無菌生理食鹽水。

3. Selang sedot dahak / chotan kuan (dewasa nomor 14-16, anak-anak nomor 6-10).

抽痰管（大人14-16號、小孩6-10號）。

4. Satu buah sarung tangan steril.

無菌手套一隻。

5. Satu buah kotak yg ada tutupnya (diatasnya harus kasih tulisan, digunakan buat mencuci, tidak boleh digunakan buat yg lain dan didalam nya harus diisi air dingin yg sudah dimasak atau chen liau shui 1000 cc).

有蓋的開口容器一瓶（需註明爲清洗用，內裝蒸餾水
或冷開水約1000 cc）。

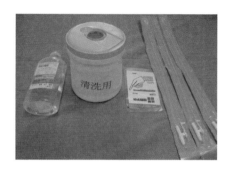

6. Ada che nang chi che juga harus disiapkan 3 cc atau 5 cc alat
   suntik untuk ukuran yg pasti pada saat sedot dahak.
   有氣囊的氣切需準備3 cc或5 cc空針一支，在抽痰時固
   定氣切用。

二、**Cara-cara sedot dahak**
   步驟

1. Sebelum sedot dahak harus cuci tangan dulu.
   抽痰前洗手。

2. Buka plastik pembungkus sedot dahak tapi selangnya jangan
   dikeluarkan dahulu.
   打開抽痰管連接端之包裝，抽痰管不要先抽出。

3. Selang sedot dahak disambungkan ke selang yang ada dimesin sedot dahak.

抽痰管連包裝袋內，將其一端接到抽痰機的橡皮管上。

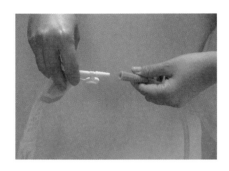

4. Satu tangan menggunakan sarung tangan steril lalu selang sedot dahaknya tarik keluar harus diperhatikan selang sedot dahak tidak boleh menyentuh benda lain.

一手戴上無菌手套將抽痰管抽出，注意管子不可碰觸其他物品。

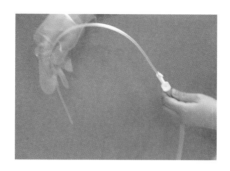

5. Tangan yang tidak pakai sarung tangan lalu membuka mesin sedot dahak dan putar volumenya (dewasa 150-200mmhg, anak-anak 80-120mmhg).

   以未帶手套的手打開抽痰機,並調好壓力(大人150-200mmhg、小孩80-120mmhg)。

6. Selang sedot dahak dibasahi dulu menggunakan sen li se yen shui/ air bersih yg tidak menggandung bakteri.

   先將抽痰管以生理鹽水潤濕。

7. Pelan-pelan masukan selang sedot dahak kedalam chi che (selang dimasukan kedalam kira-kira 10-15 cm).

   將抽吸管輕輕插入(深度以氣切口為準深入10-15公分)。

8. Tangan yg tidak menggunakan sarung tangan berfungsi untuk membuka dan menutup bagian atas selang sedot dahak

gunanya untuk menarik dahak keluar.

以未帶手套之手控制使產生壓力抽吸。

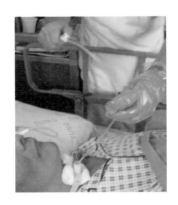

9. Tangan yang menggunakan sarung tangan untuk memasukan selang sedot dahak, dimasukan lalu gerakan diputar lalu diangkat , biarkan pasien istirahat sebentar lalu ulangi lagi (selang sedot dahak dimasukan kedalam chi che waktunya tidak boleh lama, untuk dewasa tidak boleh lebih dari 10 detik, untuk anak-anak tidak boleh lebih dari 5-8 detik).

戴手套之手指轉動抽痰管，施行間歇抽痰（抽痰管插入抽痰時間，大人每次不可超過10秒、小孩每次不可超過5-8秒）。

10.Sesudah sedot dahak, cuci selang menggunakan air. dicuci.

抽痰後，再抽吸清水沖洗管內之痰液。

三、Hal-hal yang perlu diperhatikan
注意事項

1. Selang sedot dahak pada saat digunakan tidak boleh menyentuh barang lain, jika selang sedot dahak menyentuh benda lain lalu dipakai buat sedot dahak lagi akan mengakibatkan infeksi.

   抽痰管抽痰時不可讓抽痰管碰觸其他物品，以免汙染呼吸道。

2. Jika pasien batuk atau sedang berbicara tidak boleh sedot dahak,tunggu sampai batuk atau berbicaranya berhenti baru boleh sedot dahak.

   病患咳嗽或說話時需暫停抽痰，等病患咳嗽或說話過後再執行抽痰。

3. Selang sedot dahak digunakan sekali pakai, tidak boleh digunakan berkali-kali.

   每次抽痰使用一條抽痰管，勿重複使用。

4. Adapun urutan sedot dahak, pertama sedot bagian chi che dulu lalu buat sedot bagian mulut dan hidung, jika sudah buat sedot bagian mulut dan hidung tidak boleh buat sedot bagian chi che lagi.

抽痰順序爲先抽氣切管→再抽口鼻，切記抽完口鼻不可再抽氣切管。

5. Pada saat sedot dahak harus kasih pasien istirahat 1-2 menit buat bernafas baru boleh sedot dahak lagi, pada saat sedot dahak juga harus diperhatikan raut wajah pasien, jika wajah pasien berubah merah kehitaman lalu nafasnya lebih cepat jangan dilanjutkan kasih pasien istirahat dan bantu pasien menggunakan oksigen.

兩次抽痰時間應間隔1-2分鐘，若發現病患臉色發青現象，應馬上停止抽痰，給予氧氣使用。

6. 30 menit sebelum kasih pasien makan boleh sedot dahak dulu atau 1 jam sesudah makan supaya pasien tidak muntah.

抽痰需在進食前30分鐘執行或飯後1小時執行，以防嘔吐。

7. Botol tempat pembuangan kotoran dahak yang ada pada mesin sedot dahak tidak boleh melebihi 2/3, karena bisa mengakibatkan mesin sedot dahak tidak bisa berfungsi dengan baik.

抽痰機上的抽吸瓶的液面不可超過2/3瓶，以免影響抽吸的效果。

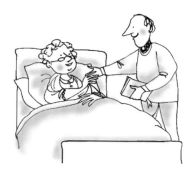

10

Bagaimana menjaga saluran pernafasan pasien

如何照顧病患的呼吸道

Tidak perduli apakah pasien kamu bernafas melalui hidung atau dengan bantuan alat pernafasan, namun bila sekali tersumbat maka dapat membahayakan nyawa pasien. Jadi dalam menjaga saluran pernafasan pasien perlu diperhatikan hal di bawah ini:

不論您的家人是從鼻子或氣切口呼吸，一旦這個開口阻塞了，就會威脅到他們的生命。所以，在照顧病患的呼吸道時應注意下列事項：

一、Menambah fungsi paru paru
增加肺功能

1. Bila pasien dalam keadaan sadar, berikan semangat (setiap hari 3 kali, setiap kali 10-15 kali) melakukan tarik nafas yang

dalam dan dengan tenaga batukkan mengeluarkan nafas.

如果病患是清醒的，請鼓勵病患（每天三次，每次
10-15下）做深呼吸及用力咳嗽的活動。

2. Sebisa mungkin memberikan semangat atau membantu
pasien duduk atau turun dari ranjang melakukan gerakan,
setiap hari paling sedikit 1-2 kali, lamanya waktu disesuaikan
dengan kemampuan pasien, mulai dari 5 menit, ditambah
menjadi 10 menit, 30 menit.

盡可能鼓勵或協助病患坐起或下床活動，每天至少一
至二次，時間隨病患的耐力可逐漸從5分鐘增加到10分
鐘、30分鐘。

二、**Membersihkan dahak**
清除痰液

1. Kalau pasien yang jidak mengalami bengkak air atau
dibatasi minum air, setiap hari minum air sekitar 2000-2500
cc (termasuk cairan yang dimasukan lewat selang), untuk
mempermudah dahak menjadi cair agar mudah dikeluarkan.

如果病患沒有水腫及限制飲水，每日應喝2000-2500 cc
之水分（包括灌入的水分），使痰變稀較易咳出。

2. Sering membantu pasien membalikkan badan, setiap hari 3

kali tepuk punggung untuk mempermudah mengeluarkan dahak.

經常幫病患翻身，每天三次做背部叩擊及姿位引流，使痰易咳出。

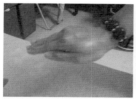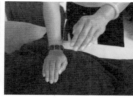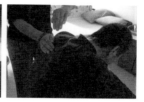

3. Bila jumlah dahak banyak atau terlalu kental sehingga tidak mudah untuk dikeluarkan, maka perlu digunakan alat pencair dahak dan hirup uap.

如果痰量增加或太黏不易咳出時，需配合服用化痰劑及蒸氣吸入。

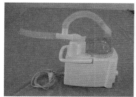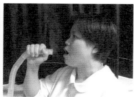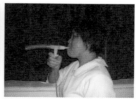

4. Bila pasien memasang rongga dahak di leher, spon harus belajar bagaimana menyedot dahak dan membersihkan

rongga dahak di leher setiap hari.

如果病患有氣切造口，您需學會如何從此造口抽痰的

方法，並每日清潔氣切口及氣切內管。

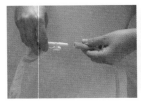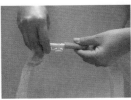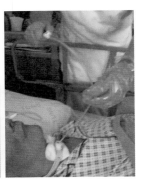

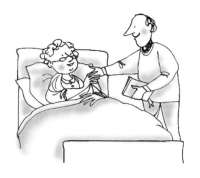

11

Bagaimana mensterilkan pipa saluran rongga dahak dari bahan silikon

矽質氣切管居家清潔消毒方法

Kalau pipa saluran rongga dahak yang digunakan terbuat dari bahan silikon, bila tidak ada keadaan pipa saluran tersumbat dahak, maka setiap bulan sekali meminta bantuan suster untuk menggantikan yang baru. Dibawah ini adalah cara melakukan perawatan pipa saluran rongga dahak.

如果病患使用的氣切管是矽膠材質，在沒有痰液凝結阻塞的情況下，只要每個月請居家護理師更換即可，以下是保養氣切管的方法。

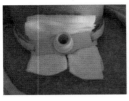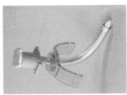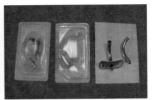

一、Mencuci pipa saluran rongga dahak
清洗

Setelah pipa saluran rongga dahak diganti baru, pipa saluran rongga dahak direndam dalam air pembasmi kuman selama 10-20 menit, lalu dibersihkan dengan kapas batang (tidak boleh pakai alat yang runcing). Setelah dicuci bersih, dibiarkan kering atau boleh direndam dalam air pembasmi kuman lalu dikeringkan. Dan dismpan saat hendak digunakan sebulan kemudian, pipa saluran rongga dahak tersebut direbus untuk membasmi kuman.

居家護理師更換後，請用雙氧水或沙威隆浸泡10-20分鐘，再用棉花棒清洗（勿用尖銳物品），洗乾淨後晾乾保存，或可先浸泡沙威隆後再晾乾保存，待下個月居家護理師通知換管的日期後，當天再煮沸消毒。

二、Cara mensterilkan pipa saluran rongga dahak
消毒方法

Didihkan air, setelah air mendidih selama 5 menit, masukkan

pipa saluran rongga dahak lalu matikan api, tutup panci. Setelah air menjadi dingin, pipa saluran rongga dahak dapat dipergunakan.

冷水煮開後，水滾5分鐘，再將氣切管丟入，關火，蓋上鍋蓋，待水冷卻後再將管子取出即可更換。

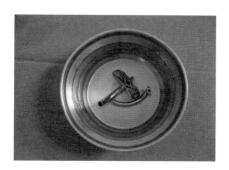

三、**Hal yang harus diperhatikan**
注意事項

Bila menggunakan pipa saluran rongga dahak bahan kapas, saat mensterilkan harus tutup dulu tutup warna merah agar air tidak masuk ke dalam.

若使用海棉式氣切管清洗消毒時，請先將紅色蓋子蓋上，以免水跑進海棉氣囊內。

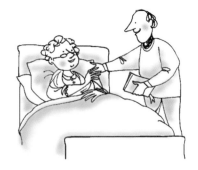

Menyemprot uap hirup aerosol therapy
蒸氣吸入操作

一、Tujuan
目的

1. Menjaga kelembaban tenggorokan.
   協助維持呼吸道黏膜的潮濕度。

2. Mencairkan dahak agar mudah dikeluarkan.
   稀釋呼吸道的分泌物，使痰液容易咳出。

3. Bila diberi obat dapat melonggarkan pembuluh pernafasan, mengurangi bengkak air, atau mencairkan dahak sehingga mudah bernafas.
   給予藥物以協助擴張支氣管、減輕黏膜水腫或稀釋痰液，以利呼吸。

二、Bahan yang perlu disiapkan
用物準備

1. Mesin semprot uap dan hirup.

   噴霧吸入機。

2. Botol kecil semprot uap dan hirup.

   小量噴霧瓶。

3. Obat.

   藥物。

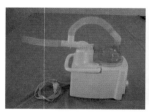 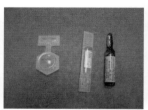 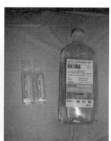

三、Cara melakukan dan hal yang harus diperhatikan
步驟及要點說明

1. Tuang obat yang telah ditentukan ke dalam botol kecil semprot uap dan hirup.

   倒入指定的藥物於小量噴霧瓶內。

2. Botol semprot uap dan hirup dipasangkan ke mesin semprot uap dan hirup, gunakan tekanan udara untuk menyemprot.

噴霧瓶接上噴霧吸入機，藉其壓力產生噴霧。

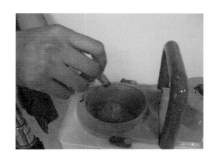 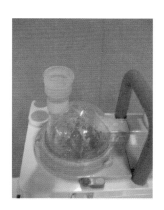

3. Pasien dalam keadaan duduk atau ranjang bagian kepala dimiringkan 30-45 derajat.

病患採坐姿或搖高床頭30-45度。

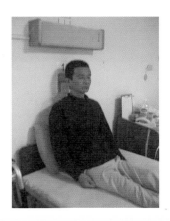

4. Berikan semangat pada pasien untuk mengambil pernafasan yang dalam secara perlahan-lahan.

   鼓勵病患採腹式呼吸，呼吸宜深且緩慢。

5. Sebaiknya dilakukan sebelum makan dan sebelum tidur.

   宜飯前及睡前做。

6. Setelah melakukan kegiatan ini, posisi tubuh supaya mudah mengalir, dilanjutkan dengan tepuk punggung, minta pasien batuk agar dahak mudah dikeluarkan.

   做完噴霧治療可配合姿位引流、叩擊（拍痰）、咳嗽等方法，使分泌物更容易排出。

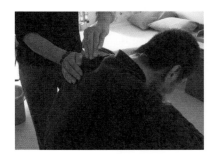

7. Buat catatan mengenai keadaan dahak dan reaksi pasien.

   記錄及評估分泌物、病患的反應。

四、**Hal yang perlu diperhatikan**
注意事項

1. Jaga kebersihan mesin.

   維持機器清潔。

2. Botol kecil semprot uap dan hirup hanya untuk 1 pasien tertentu jangan dipinjamkan. Ke orang lain.

   小量噴霧瓶是個人使用。

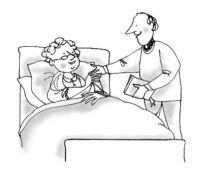

Bagaimana membersihkan rongga dahak di leher

如何清潔病患的氣切造口

Permukaan bersih tidak berbau adalah harapan semua orang, menjaga kebersihan rongga dahak di leher tergantung apakah kita setiap hari membantu pasien membersihkannya dengan sungguh sungguh, hal-hal dibawah ini memberitahu kita bagaimana melakukannya.

乾淨無味的外表是大家所期盼的，如何維持氣切造口的清潔，需靠我們每日幫他們徹底照護，下面讓我們一起進行吧。

一、Bahan yang perlu dipersiapkan
您需要準備的用物

1. 3×3 inchi kain kasa steril Y.

3×3吋的無菌Y紗。

2. Obat yodium.

優碘藥水。

3. Kapas batang / Cottonbut.

棉花棒。

4. Tali saluran rongga.

氣切套管固定帶。

5. Air steril.

生理食鹽水。

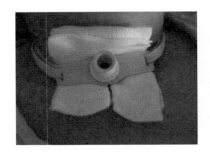
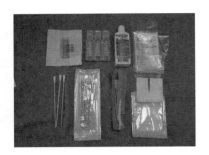

二、**Cara melakukan**
步驟

1. Cucitangan.

洗手。

2. Sedot dahak.

   抽痰。

3. Perlahan-lahan tarik keluar kain kasa Y yang ada di rongga leher.

   將原有Y紗輕輕拉出。

4. Celupkan kapas batang ke obat yodium, lap sekeliling rongga (gerakkan dari dalam rongga ke arah luar).

   棉花棒沾優碘藥水，塗抹造口四周（由內向外擦拭）。

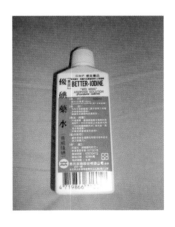
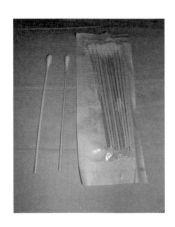

5. Lalu lap sekeliling rongga dengan air steril.

   再以生理食鹽水擦拭造口周圍。

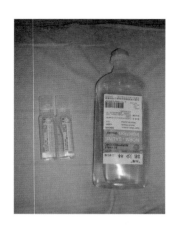
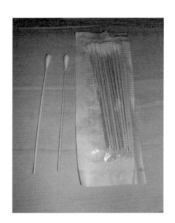

6. Buka kain kasa Y, dengan kedua tangan dengan pegang bi
bagian luar kassa letakkan kain kasa Y di atas rongga (tidak
boleh pegang bagian dalam kain kasa Y).

打開Y紗敷料包後，雙手提起Y紗外側，置放於造口處
（勿接觸Y紗內側）。

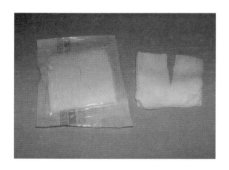

7. Tali saluran rongga yang basah atau kotor harus diganti.

若固定帶濕了、髒了，應一併更換。

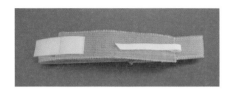

三、 **Hal yang harus diperhatikan**
注意事項

1. Kain kasa Y atau tali saluran rongga yang kendur atau kotor harus diganti.

Y紗或固定帶有鬆脫或骯髒應隨時更換。

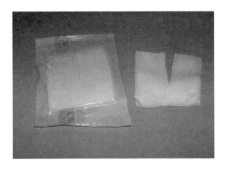

2. Saat mengganti tali saluran rongga harus hati hati, jangan tersangkut pipa rongga dahak jangan sehingga dapat terlepas.

更換固定帶時，注意不要牽扯人工氣道以免滑脫。

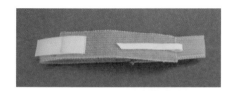

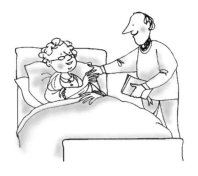

Tepuk punggung dan membiarkan dahak keluar
拍痰及姿位引流

Sekali saluran pernafasan tersumbat dahak maka dapat membahayakan nyawa. Oleh sebab itu menjaga saluran pernafasan pasien sangat penting, menjaga agar dapat bernafas dengan lancar selain dengan menyedot dahak dilanjutkan dengan tepuk punggung dan membiarkan dahak keluar, lebih baik lagi mengeluarkan dahak di paru paru agar dapat bernafas dengan baik.

　一旦呼吸道被痰液堵住會威脅生命，因此照護病患的呼吸道是非常重要的，維持呼吸道通暢除了靠抽痰外，藉著拍痰及姿位引流的方式能更有效清除病患肺深部的痰液，使病患的呼吸更順暢。

一、**Tepuk punggung**
　　拍痰

Tangan dikepal menepuk dada dapat mengurangi dahak dalam saluran pernafasan sehingga mudah dibatuk kan keluar dengan tujuan mudah bernafas.

　　叩擊胸部表面，可減少痰液附著於氣管壁，使痰液易於咳出，讓呼吸更順暢。

二、**Cara melakukan**
　　步驟

1. Jari jari penjaga ditekuk seperti cangkir.
　　照顧者手指併攏，使手掌呈杯狀。

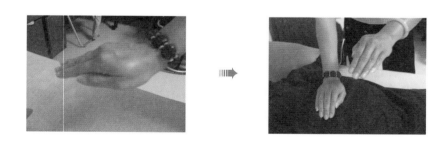

2. Jangan memakai tenaga kuat, rileks saja, lalu gunakan tenaga jari jari tangan untuk menepuk secara teratur.
　　放鬆肩部，利用手腕的力量，有節奏的叩擊背部。

三、Membiarkan dahak keluar
姿位引流

Meminta petunjuk dokter atau suster yang berpengalaman, pastikan posisi paru paru yang banyak dahak, manfaatkan tenaga gravitasi untuk memiringkan pasien sehingga dahak dapat mengalir ke saluran pernafasan.

請教醫師或居家護理師，確定肺部痰多的區域，利用重力的原理，使痰液流向主支氣管或氣管，以便於咳出或抽吸。

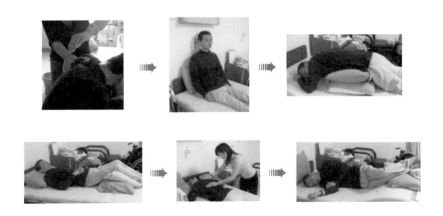

四、Cara melakukan
步驟

1. Siapkan bantal lunak atau selimut.

   準備軟枕或棉被。

2. Posisi bagan yang banyak dahak ditinggikan.

將病灶部位抬高。

▶ Bila dahak di paru paru sebelah atas dan tengah, maka pasien dihadapkan ke sebelah kanan atau kiri, lalu ditepuk punggung antara 10-15 menit.

肺部上葉及中葉，向左或向右側翻並給予支托，可配合拍痰10-15分鐘。

▶ Bila dahak di paru paru berada di sebelah bawah, maka gunakan bantal lunak atau selimut untuk diganjal di bagian pantat, masing masing pundak letakkan bantal lalu menghadap ke kanan atau kiri.

肺部兩側下葉，利用軟枕或棉被，將臀部墊高，一側肩部置一軟枕，向左或向右側翻。

五、 **Hal yang harus diperhatikan**
注意事項

1. Kegiatan di atas tidak boleh dilakukan 30 menit sebelum makan atau 1 jam setelah makan.

以上活動不能於餵食前30分鐘及飯後1小時內施行。

2. Bila pasien ada tekanan darah tinggi atau keadaan khusus

(menurut laporan dokter) tidak boleh berbaring dalam posisi tertentu, lebih baik dimiringkan ke kanan atau kiri.

若為高血壓病患或特殊狀況（醫師認定）不宜擺特殊臥位時，左、右側翻亦有不錯成效。

3. Saat melakukan kegiatan di atas, nafas pasien menjadi cepat, muka menjadi merah dan lain lain harap segera dihentikan.

施行時，若有不適狀況，如呼吸加快、臉色潮紅等，應立即停止。

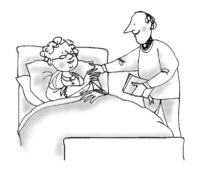

Bagaimana memberikan latihan gerak sendi pada pasien yang jangka panjang berbaring di ranjang

如何給予臥床的病患進行關節運動

Jika kamu berbaring di ranjang selama 2-3 hari, apakah pada saat hendak turun dari ranjang merasakan persendian kaku-keras ? Persendian pada tubuh kita seperti gigi roda sepeda, suatu waktu tidak bergerak menjadi karatan, sulit diputar. Walaupun pasien tidak dapat berjalan lagi, tetapi harus tetap diusahakan ada pergerakan sendi sehingga pasien dapat merasakan nyaman, sehingga mempermudah kita menjaganya.

您是否有躺在床上兩三天，再下床活動時感覺關節僵硬的經驗？身體的各個關節就像腳踏車的齒輪一樣，一陣子不動就會生銹，很難運轉，雖然病患可能不會再走路了，但是讓病患的關節保持好的活動度，除了可以讓病患感覺舒適外，也可以增加我們照顧時的方便。

Saat pas ien masih dapat mengerakkan persendiannya sendiri, harap berikan semangat dan ingatkan pasien untuk melakukan gerakan semaksimal mungkin, terhadap persendian yang tidak dapat digerakkan sendiri (setelah mengalami serangan stroke atau luka tulang punggung pada kaki dan tangannya), harap kamu membantu memberikan latihan gerak sendi ! Setiap latihan lamanya 20 menit, setiap hari melakukan 2 kali dapat memberikan hasil yang baik.

當病患的關節還可以自行活動時，請鼓勵及督促病患每日能自己活動到最大的範圍，對於病患所不能活動的關節（如中風後或脊髓損傷後的手或腳），請您為病患執行活動關節吧。每次費時10分鐘，每天兩次就有意想不到的效果。

❖ Hal hal yang perlukan diperhatikan dalam melakukan latihan gerak sendi
關節活動原則

1. Sebelum latihan gerak sendi, letakkan handuk panas atau tatakan panas pada persendian supaya otot menjadi lemas sehingga mudah digerakkan.

   關節活動前，可適當以熱毛巾或濕熱墊，敷熱各關節，使肌肉放鬆後會較容易進行。

2. Boleh dimulai dari tangan, pundak sampai kaki, mulai dari bagian dekat badan sampai jauh, ingat semua persendian harus dilakukan.

   可由手、肩到腳，從各部位的近端到遠端關節，注意每個關節都要做。

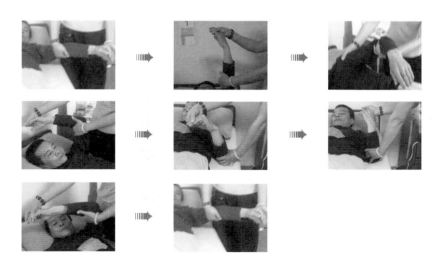

3. Saat melakukan latihan bila ada bagian sendi yang kaku-keras jangan gunakan tenaga besar untuk dibengkokkan atau diluruskan, untuk mencegah patah tulang atau luka, setiap gerakan ditambah perlahan-lahan setiap hari.

做關節活動遇到阻力時勿強行彎曲或扭直，以免造成骨折或傷害，每個關節都採漸進式的增加。

4. Latihan gerak sendi harus displin, teratur dilakukan, tidak boleh sehari melakukan sehari tidak melakukan, paling baik melakukan pagi sekali malam sekali, setiap gerakan dilakukan 3-5 kali.

關節運動要規律、持續執行，不要做做停停等於沒效果，最好是每天早晚各一次，每個關節做三至五次。

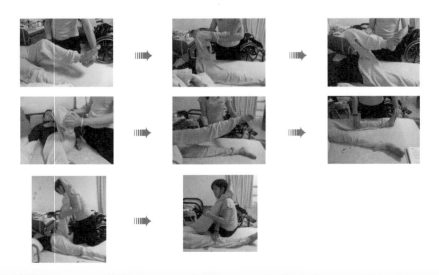

5. Saat melakukan gerak sendi perhatian posisi badan kamu, badan jangan terlalu bengkok agar terhindar dari luka badan kamu sendiri.

操作時注意自己的姿勢要正確，勿過度彎腰，以免造成自己的傷痛。

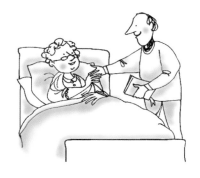

16

Latihanu/kandung kemih pasien
膀胱訓練方式

一、**Caua**
方法

1. Menefuk
敲尿。

2. Menekan kandung kemih pasien
壓尿。

二、**Air**
水分

Dengan memwum air + Makanan yg mengandung air 100-150 cc

飲水＋食物含水量，平均每小時應進水分100-150 cc。

三、**Jadwal**
　　時間

Memasang pipa saluran air kemih/4×sehari　短導一次／4
小時

Pagi jam早上6:00：Mencabut pipa saltjran air kemih pasien
拔導尿管

Pagi jam早上10:00：Memasang pipa pendek saluran air
kemih　短導

Siang jam下午2:00：Memasang pipa pendek saluran air
kemih　短導

Sore jam下午6:00：Memasang pipa pendek saluran air
kemih　短導

Malam jam晚上10:00：Miemasang pipa saluran air
kemih jika perlu boleh mengantur jadwalnya sesuai dengan
keadaannya　插導尿管

Harus perhatikan jika air kencing banyak atau sedikit kamu
sendiri rubah waktunya untuk sedot/buang.

必要時，依代謝量調節時間。

四、**Caha**
　　方法

Setel 1/2 jam memasang pipa saluran air kemih, mulai

menepuk atau menekan kandung kemih pasien selama 1/2 jam tetapai tidak boleh melebihi 1/2 jam.

短導前半小時，開始敲或壓尿歷時半小時，短導與敲、壓尿間隔不得超過半小時。

五、**Hal yang harus diperhatian**
注意事項

1. Perha: Pakai takaran
   使用量杯：

   Menakar air minum dan makanan cairanyg tian dikonsumsioelh fasten.
   測量水及流質食物。

2. Pakaitimbang
   使用磅秤：

   Menimbang segala makanan, termasuk nasi, buah-2an. Biskit, harus ditumbang.
   測量固體食物。

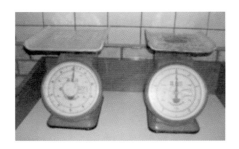

3. Membuat catatan

　　使用紀錄單：

Mencatat dg teliti kuantiti/beraipa kali makanan dan minuman yg dikonsumsikan, serta berapa kali. Pasien membuang air kecil dg bantuan proses atau secara diri sendiri atau ngompol.

詳細記錄飲水量、進食量、滲尿、自解量及導尿量。

(Jika tidak bisa mencatat, minta banican scster).

如不會記錄，可請護士代寫。

4. Harus tetap menuruti. Iadwal iatihannya.

　　使用時鐘：確實守時。

六、**Target**

　　成功指標

1. Tidak terkena infeksi saluran air kemih.

沒有尿路感染。

2. Tiga hari berturut-turut air kemih yg dikelcarkan tdk melebihi 100 cc.

連續三天以上導尿量小於100 cc。

3. Perbandingan membfang air kecilsecara diri sendir：3：1 atau 4：1

自解量：導尿量3：1 或 4：1。

4. Resep kcsuksesan

成功祕訣。

Melaksanakan dg tekun-tabah + Sabar

確實執行耐心恆心。

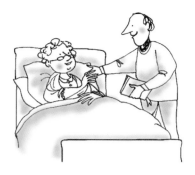

Cara menjaga pipa kencing dan kantong kencing

如何照顧病患的尿管及尿袋

Bila pipa kencing adalah saluran penting untuk buang air kencing bagi pasien didalam keluarga anda, perawatan anda dan kebersihan dapat membantu aliran daripada pembuangan air kecil, juga mengurangi terjadinya infeksi, mari kita lihat 2 cara dibawah ini.

您家人的尿管是他目前排尿的重要途徑，您的細心照顧與清潔可以讓尿管保持通暢，也大大減低發炎的機會，下面讓我們來看看兩種方法吧！

一、**Anda harus menyiapkan beberapa peralatan (Sesuai dengan kebiasaan anda)**
您需準備的用物（依您喜歡的方式任意選擇）

▶ Cara Ⅰ 方法一：Pot cuci (Pot kecil), Kapas batang besar, Pot buang air besar
沖洗壺（小茶壺）、大棉花棒、便盆

▶ Cara Ⅱ 方法二：Sabun, Handuk, Pot air
肥皂、毛巾、水盆

+ Kain lebar, Obat merah, Kapas batang kecil
＋布單、優碘、小棉棒

二、**Cara Ⅰ**
方法一

1. Taruh kain lebar dan pot buang air besar di bagian pantat.
將布單及便盆放在病患的臀部下。

2. Satu tangan memegang pot air, siram air, dibagian kemaluan dari atas ke bawah secara perlahan, dengan bersamaan satu tangan lagi memegang kapas batang besar dan membersihkan dari atas ke bawah, dari dalam ke luar untuk membersihkan kemaluan. Jangan menggunakan kapas dari

awal sampai akhir, bila menyentuh anus harus diganti.

一手拿水壺，在陰部位置由上往下慢慢將水倒出，同時以另一手拿大棉花棒由上往下、由內而外清潔陰部。棉花棒勿一根到底，碰觸肛門時不可再使用。

3. Teteskan sedikit obat merah pada kappas batang kecil dan bersihkan bagian antara lubang kemaluan dan pipa kencing, secara melingkar dari dalam ke arah luar satu kali, untuk wanita harus membuka bibir vagina, unuk pria harus membuka kulit pembungkus.

將小棉棒沾優碘在尿道口與尿管接觸的部位，以圓圈式由內往外擦拭一圈，注意女性要撥開陰唇，男性要撥開包皮消毒才會乾淨。

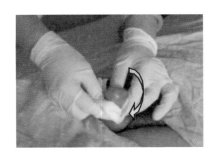 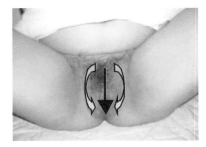

4. Kembalikan posisi dari pipa.

重新固定好尿管位置。

5. Ambil kain lebar dan pot buang air besar.

將布單及便盆移除。

三、**Cara** Ⅱ
方法二

1. Taruh kain lebar di bagian pantat.

將布單舖於病患的臀部下。

2. Basahkan bagian kemaluan, setelah di-poles dengan sabun bersihkan dengan air.

將陰部打濕，塗肥皂後，在陰部擦洗。

3. Bersihkan dengan kain basah sampai bersih.

以濕毛巾擦去肥皂至清潔。

Sama dengan cara Ⅰ 3,4,5.

同方法一之3、4、5。

四、**Hal yang harus diperhatikan**
注意事項

1. Lakukan pembersihan diatas 1-2 kali/sehari.

上述步驟每日請執行一至二次。

2. Peras pipa kencing 1 hari sekali, jangan dilipat atau diperas, untuk menjaga kelancarannya.

尿管每日至少要擠壓一次，避免折到或壓到，以保持暢通。

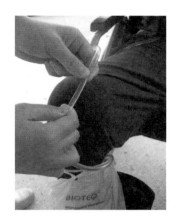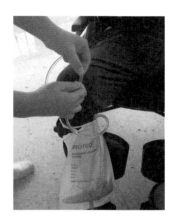

3. Tinggi dari kantong kecing harus lebih rendah dari pada posisi kandung kemih (tetapi tidak boleh ditaruh di tanah), buang air kencing 3 kali sehari, dan jangan lupa mencatatjumlah air.

尿袋高度要低於膀胱位置（但不可置放於地面上），每日至少要倒尿三次，並記錄尿量。

4. Beri minum 2500-3000 cc sehari.

每日給病患喝水2500-3000 cc。

5. Bila ada panas, air kencing kurang dari 500 cc/hari, kencing

darah, sisa kencinng, atau kencing kecing lepas, hubungi perawat secepatnya.

如有發燒，尿量少於500 cc／日、血尿、滲尿或尿管脫出，請盡快與醫護人員聯絡。

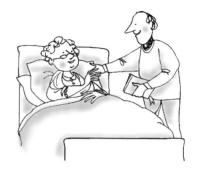

18

Bagian pelatihan buang air besar
大便訓練衛教單

一、Tujuan
　　排便訓練的目的

1. Membiasakan pembuangan air besar secara lancar dan mengurangi penahanan untuk membuang air besar.
   建立規則排空腸道的習慣，減少大便失禁的現象。

2. Menghindari terjadinya sembelit (kesusahan untuk buang air besar) dan tersumbatnya usus.
   避免便秘及腸阻塞。

二、Pemakai
　　對象

1. Orang-tua.
   老年人。

2. Orang sakit yang berbaring terlalu lama.

長期臥床的病人。

3. Berpenyakit sembelit.

慢性便秘病人。

4. Tulang punggung yang terluka.

脊髓損傷病人。

5. Penyakit strok.

腦中風病人。

三、**Prihal penting selama latihan**
排便訓練應注意事項

1. Makanan

飲食：

▶ Makan yang seimbang, memilih makanan yang mengandung selulosa untuk menambah jumlah tinja dan jumlah air. Seperti beras berwama coklat, roti gandum, biji-bijian, buah-buahan seperti plum, pepaya, pisang, jeruk dll yang biasa membantu pem-buangan air besar.

採均衡飲食，應含適量纖維增加糞便量及其含水量。
如糙米、全麥麵包、全穀類、葉菜類。水果中有梅子、木瓜、香蕉、柳丁等，亦可幫助排便。

2. Air

液體：

▶ Untuk orang dewasa hams minum 2000-2500 cc air, untuk melunakan tinja. Seperti air aprikot, air lemon, minuman yang mengandung unsur celulosa tinggi bisamerangsang pergerakan usus.

成人每日應攝取2000-2500 cc的液體，適度軟化糞便。而果汁、檸檬水、高纖飲料都能刺激腸蠕動。

3. Waktu

時間：

▶ Untuk menggerakan usus disesuaikan setelah makan, paling baik dilaksanakan setelah sarapan pagi, bila terhalang oleh kebisaaan hidup bisa dilakuakan setelah makan siang atau malam, tetapi ingat harus dilakukan pada waktu yang sama.

配合飯後胃腸蠕動執行，以早餐後爲最佳，如因日常生活關係亦可安排在中餐或晚餐後，但切記所訂下的時間必須固定。

4. Olahraga

運動：

▶ Dapat membantu elastik otot badan dan otot buang air besar, dapat juga membantu pergerakan usus, bila tidak berolahraga bisa terjadi penyakit sembelit.

可增加全身肌肉張力及增強排便肌肉的肌力，亦可促進腸蠕動以利糞便排出體外，否則易產生便秘。

四、Cara
方法

1. 30 menit setelah makan duduk di kakus atau bangku setengah bersandar (bersandar ke kiri juga bole), di ranjang, menekan usus dari kanan ke atas lalu ke kiri lalu ke bawah sesuai dengan arah usus selama 15 menit, bila tidak ada hasil, gunakan pelicin kejari dan masukan ke lubang anus sedalam 2 senti, secara halus dan cepat membuat lingkaran (2-3 menit) sampai anus mengendur, mengorek tinja dilakukan apabila ada luka atau sumbu dari lubang anus kendur.

吃完飯後30分鐘坐於馬桶或半坐臥（左側臥亦可）於床上，由右向上再向左後再向下，順著大腸走向按摩15分鐘，若未解，以手沾塗潤滑劑，伸入肛門約2公分，輕柔快速地做環狀刺激（2-3分鐘），至肛門放鬆爲止，傷及排便中樞肛門鬆弛者應採挖便。

2. Lakukan sekali lagi bila tidak berhasil atau kurang bersih (pijat 15 menit dan perangsangan lubang anus).

如未解或解不乾淨時再重複一次（按摩15分鐘加肛門刺激）。

3. Setelah pembuangan, bila ada bekas darah pada saat membersihkannya, kemungkinan karena tinja terlalu keras atau bawasir, bila terlalu banyak darah hubungi rumah sakit egera.

解完大便後，若擦拭時有血跡，可能是大便太硬或痔瘡，若出血多應就醫。

(1)Pakai sarung tangan, setelah menggunakan pelicin masukan kedalam anus untuk memeriksa apa ada barang yang keras, bila ada korek secara halus.

先戴上手套，塗潤滑劑伸入肛門檢查有無硬便，有則先輕輕挖出，以免影響效果。

(2)Masukan obat sumbat atau bola Glycerol kedalam lubang anus, masukan ke atas dmdmg anus untuk memudahkan penghisapan obat ke tubuh, dan merangsang pergerkan usus.

將栓劑或甘油球塞入肛門，靠在直腸壁上以利藥物
吸收，刺激腸蠕動，引發排便。

五、 **Penggunaan obat sumbat anus atau bola glycerol**
栓劑或甘油球之使用

1. Obat sumbat

   栓劑

   Disumbat 30 menit sebelum makan, 30 menit setelah makan
   lakukan pijat dan perangsangan anus.

   於飯前30分鐘塞入，飯後30分鐘按上述方式做腹部按摩
   及肛門刺激。

2. Bola glycerol

   甘油球

   Masukan bila setelah latihan diatas tidak berhasil.

   於上述排便訓練後未解時灌入。

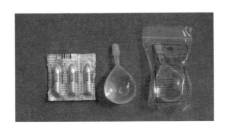

六、 **Kesimpulan**
　　訓練成功後仍不可忽視

1. Beberapa waktu setelah pelatihan ini, bila dapat buang air besar dan tinja cukup lunak, dimana setelah dua kali buang air besar tidak ada kejanggalan berarti latihan ini sudah dianggap berhasil. Setelah berhasil jangan mengabaikan pentingnya

　　大便訓練一段時間後，若能按時解出軟硬適中的大便，在兩次大便中間沒有意外排便現象，就算成功了。

2. (1)makanan (2)kadar air (3)tepat waktu (4)olahraga, untuk menghindari terjadinya berantaknya kebiasaan buang air besar, dimana bias mengganggu, asalkan memperhatikan beberapa hal diatas, kesabaran dalam pelaksanaannya, past, bisa berhasil.

　　(1)飲食、(2)水分、(3)定時、(4)運動的重要，以免造成排便的再次紊亂，徒增困擾，只要注意以上所提到的重點，耐心執行，相信您便能成功地養成良好的排便習慣。

✤ Gambar arah dari usus besar

人體大腸走向圖

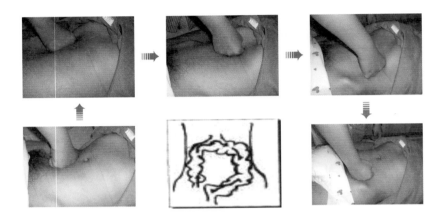

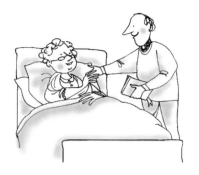

19

Penanggulangan terjadinyaepilepsi
癲癇患者發作之處理

一、**Perlindungan pada saat terjadinya epileps**
發作時的保護方法

1. Tenang, tinggal di pingir pasien, bila seluruh badan kejang jangan mengikat pasien.

   保持安靜，留在病患身邊，若全身抽動不要約束病患。

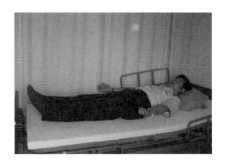

2. Pastikan pemapasan pasien lancar, baringkan pasien dilantai, singkirkan barang yang bias membahayakan pasien.

確保病患呼吸道通暢，將病患小心地放在原地，移開可能對病患造成傷害的物品。

3. Mengendorkan pakaian pasien, miringkan posisi pasien sehingga kotoran dari mulut bisa keluar, jangan sampai tertelan dan membiarkan lidah sendiri menyumbat pemafasan.

鬆開過緊衣物，讓病患側臥以便分泌物或食物易由嘴角流出，防止吸入肺內及舌頭往後而堵住呼吸道。

4. Jangan menaruh barang yang keras atau jari diantara mulut pasien, bila adanya gejala (berkhayal, tiba sakit kepala, marah, gemeletuk, gembira) beritahu keluarga, kendorkan ban pingang dan baju, berbaring di kamar yang tenang dan gelap, bila perlu tekan lidah pasien (bungkus bagian depan dengan kain kasa) atau menamh handuk lemas antara gigi.

勿將硬物或自己的手指塞入病患的牙齒間，若病患發作前有先兆（幻聽、突然頭痛、生氣、牙齒打顫、興奮）則應立即告訴家人，將皮帶及過緊的衣服鬆開，躺在安靜且幽暗的房間，需要時用壓舌板（前端需裹紗布）或軟毛巾置於上下牙齒之間。

5. Bila kejang berhenti, pasien mungkin ingin tidur, tidak ada reaksi untuk beberpa saat, biarkan pasien pada posisi miring, beri kehangatan, boleh memanggil namanya sampai ada reaksi dan sadar.

當抽搐停止後，病患可能變得想睡，較無反應，這段時間長短因人而異，此時讓病患繼續側睡，給予適當保暖，可以叫喚他直到有反應及意識恢復為止。

二、 **Efek sampang dari penggunaan obat anti epilepsi dan cara penyelesaian**
抗癲癇藥物常見的副作用及處理方法

1. Penyakit kulit, gatal, infkesi kulit atau alergi, sesuai dengan tubuh setiap orang, biasanya terjadi pada saat minggu ke 2, 3 penggunaan obat.

皮膚疹、癢、皮膚炎等過敏反應，此與個人的特異體質較有關，大部分發生在開始服藥的第二、三週。

2. Ingin tidur, ngantuk, pusing, reaksi lambat: Bila ada ketidakseimbanggan dalam posisi lakukan secara bertahap untuk menghindari kecelakaan.

愛睏、昏睡、頭暈、反應遲鈍：注意當姿勢改變時，盡量採取漸進式，以防跌倒造成意外。

3. Makan obat secara teratur, jangan berhenti makan obat atau makan obat lebih dari kadar secara sendiri, periksa ulang ke dokter dan ambil darah secara teratur.

平時應依醫囑定時服藥，勿自行停藥或改變劑量，並固定回門診追蹤及抽血檢查，以確保藥量控制在安全有效範圍，預防癲癇發作。

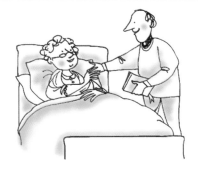

20

Prihal penting untuk meng-hindari dari kejatuhan
預防跌倒需知

Bagusnya perlindungan dari kejatuhan bisa memperkecil luka.

——跌倒措施做得好，跌倒傷害自然少。

一、Orang yang mudah jatuh
哪些人容易跌倒

1. Orang tua lebih dari usia 65 tahun dan anak kecil umur dibawah 6 tahun.

   年紀大於65歲的老年人及小於6歲的孩童。

2. Tidak ada perawatan disamping.

   沒有照顧者在旁照護者。

3. Yang pemah jatuh.

過去曾跌倒者。

4. Langkah kaki yang tidak seeimbang.

步態不穩。

5. Darah rendah.

貧血或姿勢性低血壓。

6. Kurang gizi, lemah dan pusing.

營養不良、虛弱、頭暈。

7. Mempunyai dalam pemikiran (kehilangan arah, bergerak sembarangan.....).

意識障礙（失去定向感、躁動混亂……）。

8. Menggunakan obat yang bisa mempengaruhi kesadaran atau pergerakan (obat kencing, obat menghilangkan sakit, obat penenang, obat peredaran darah, obat cuci perut) pelancar.

服用影響意識或活動的藥物（利尿劑、止痛劑、鎮靜安眠藥物、心血管用藥、輕瀉劑）。

9. Kesulitan dalam tidur.

睡眠障礙。

10.Adanya halangan dalam bergerak atau fungsi tubuh.

肢體活動功能障礙。

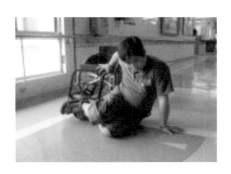

二、 **Cara penghindaran**
如何預防跌倒

1. Bila pasien pusing, tekanan darah tidak stabil atau menggunakan obat penenang, terlebih dahulu sebelum meninggalakan ranjang, dimana perawat membopoh untuk duduk turun dari ranjang.

當病患有頭暈、血壓不穩或服用鎮靜安眠藥物時，下床前要先坐於床緣，再由照顧者扶下床。

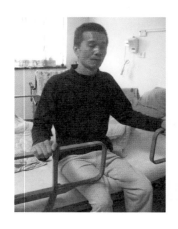
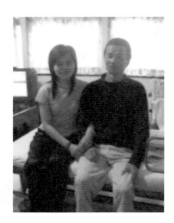

2. Gunakan baju yang pas, untuk menghindari baju menyakut.

請穿著合適衣物，以免衣褲太長造成絆倒。

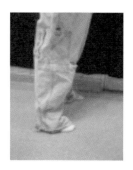
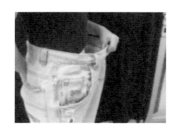

3. Gunakan sandal anti licin, jangan biarkan kaki telanjang.

應穿著具防滑的鞋子，切勿打赤腳。

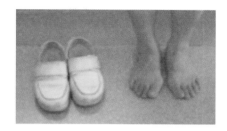

4. Bila langkah pasien kurang stabil, gunakan alat pembantu atau meminta keluarga pasien untuk membantu.

若病患步態不穩，請使用穩固助行器或家人協助病患走路。

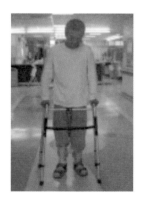

5. Taruh tombol lampu merah, pot kencing, kacamata, majalah dipinggir pasien.

請將紅燈線（在醫院時）、尿壺、眼鏡、雜誌放置在病患隨手易取得處。

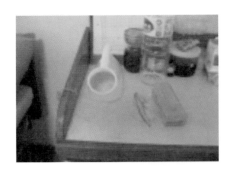

6. Bila anda perlu minta Bantuan tekan tombol pangil.

當您需要協助而無照顧者在旁時，（在醫院時）請立即按鈴通知護理人員。

7. Bila lantai basah hubungi perawat.

當地面弄濕時，請立即告知護理人員處理，以防不慎跌倒。

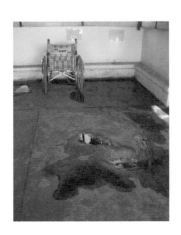

8. Cahaya dalam ruangan hams cukup dan siapkan lampu malam.

提供室內足夠的燈光增加能見度，並提供床旁夜燈照明。

9. Masukan barang kedalam laci, jaga kelancaran lorong dan kerapihan lantai untuk menghindari jatuh.

物品請盡量收於櫃內，保持走道暢通及避免地板表面雜亂，以防不慎滑倒。

10.Bila pasien sedang istirahat pastikan posisi pasien serendah mungkin.

當病患休息臥床時，請將床擺置最低的位置。

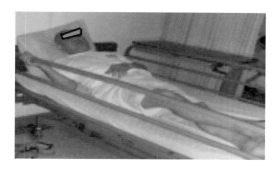

11.Turunkan pagar ranjang sebelum turun, jangan melangkahinya.

若已將床欄拉起，要下床時應先將床欄放下來，切勿
翻越。

12.Bila pasien yang anda jaga merasa tidak aman, tidak
sadar, tarik pagar ranjang, dan lihat apa perlu memberikan
perilndungan.
當您所照顧的病患躁動不安、意識不清時，請將床欄
拉起，並視需要給予約束保護。

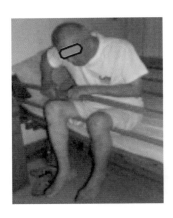

13.Jaga roda dari pada ranjang dan kursi roda pada saat
mendorongnya.
在運送病患過程中，請注意輪椅或床之輪子固定。

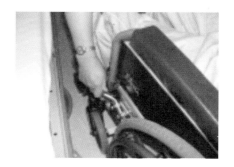

14.Singkirkan barang dari gapaian anak kecil.

需將嬰兒或幼童易於以爬行方式取得的物體移除。

15.Bila anda ingin meninggalkan pasien tarik pagar ranjang dan hubungi perawat.

請勿將嬰幼兒單獨留在房間內或床上。

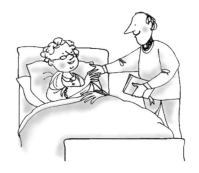

21

Perawatan bagi pasien yang berbaring dalam jangka panjang
長期臥床病患之照護

一、 Definisi dari berbaring dalam jangka panjang
長期臥床之定義

Orang yang aktivitasnya terbatas atau berkurang.

活動受限制或活動減少。

二、 Sebab
長期臥床之原因

1. Kehilangan kesanggupan atau pikiran-seperti: Strok, lumpuh akibat kecelakaan.

失能或失智—例如：中風、意外傷害導致肢體癱瘓。

2. Tidak boleh berativitas karena perawtan seperti perawatan

tulang belakang.

治療需要—爲治療而需要固定不動，如：頸椎牽引。

3. Karena perasaan seperti tidak berani bergerak karena takut sakit setelah operasi.

心理因素—例如：手術後因害怕疼痛而不敢動。

三、**Efek dan hal utama selama perawatan**
長期臥床之影響及照護重點

1. Sistem peredaran darah pada jantung
心臟血管系統

✤ Efek
影響

▶ Karena posisi berakibat darah rendah, tekanan jantung bertambah, thrombus (saluran darah tersumbat), sakit gembur (bengkak).
姿勢性低血壓、心臟負擔增加、血栓形成、水腫。

✤ Cara perawatan
照護重點

▶ Balik badan setiap 2 jam sekali, rubah posisi
至少每2小時翻身、更換姿勢一次。

▶ Bagi pasien yang tidak boleh bergerak, cukup gerakkan pergelangan tubuh.

不能動的病患，要執行關節活動。

▶ Selama masih dalam batas pergerakan, diharuskan menggerakkan tubuh.

可以動的範圍，要多活動。

▶ Gunakan perban elastis untuk mengurangi ke-gemburan

可使用彈性繃帶，以減輕水腫。

2. Sistem penafasan

呼吸系統

✦ Efek

影響

▶ Berkurangnya mengembangnya bagian dada, kotoran dalam tubuh tidak biasa keluar, menumpuknya karbondioksida, tumbuhnya radang paru-paru.

胸部擴張減少、分泌物滯留、二氧化碳蓄積、引起肺炎。

✤ Cara perawatan

照護重點

▶ Perhatikan penafasan pasien.

觀察病患之呼吸功能。

▶ Seringkan pembalikan badan dan pemukulan di punggung.

加強翻身與背部扣擊。

▶ Biasakan pasien melakukan latihan nafas pajang 5-10 menit, sehingga ada batuk yang normal.

病患應每小時做5-10分鐘之深呼吸、有效性咳嗽。

3. Sistem Usus

腸胃道系統

✤ Efek

影響

▶ Sembelit, kurangnya nafsu makan, tersumbatnya usus.

便秘、食慾不振、腸阻塞

✤ Cara perawatan

照護重點

▶ Biasakan buang air besar pada waktu yang tentu.

每日嘗試一定的時間排便。

▶ Hindari menahan rasa ingin buang air besar.
避免抑制便意。

▶ Banyak minum air.
充足的攝取水分。

▶ Makan sayur yang banyak mengandung selulosa seperti gandum-ganduman, wijen, strawberi, buah yang berkulit.
多攝取植物性纖維豐富的蔬果,例如:燕麥、全麥、芝麻、草莓、帶皮的水果等。

▶ Banyak bergerak.
多活動、全關節運動。

▶ Pijat perut, kanan atas-mendatar-kiri-kebawah.
以右上行→橫行→左下行之順序,環型按摩腹部(結腸)。

▶ Kompres dengan air hangat bagian perut.
腹部熱敷。

▶ Suntikan urus pada usus.
灌腸。

▶ Mengkoreki tinja.

挖便。

▶ Makan obat.

藥物治療。

▶ Ringankan perasaan tidak aman.

減輕精神之不安。

4. Sistem tulang dan otot

骨骼肌肉系統

✤ Efek

影響

▶ Otot tidak bertenaga atau mengecil, pergelangan mengeras atau mengecil, tulang sumsum menjadi longar.

肌肉無力或萎縮、關節僵硬或攣縮、骨質疏鬆。

✤ Cara perawatan

照護重點

▶ Balikkan badan paling sedikit 2jam, ganti posisi. Pastikan posisi.

至少每2小時翻身、更換姿勢一次。

▷ Tubuh lurus, sehingga alat penggotong dapat memberikan bantuan.

維持身體正常的排列位置，使用輔助用品給予支托，如：枕頭。

▷ Seperti: Bantal.

執行關節活動。

▷ Gerakan otot. Menyemangati pasien untuk bergerak, gunakan papan.

鼓勵病患盡量自我活動。

▷ Pelumas kaki.

使用垂足板，預防垂足。

5. Kulit

皮膚

✤ Efek

影響

▷ Bekas tekanan

壓瘡。

❖ Cara perawatan

照護重點

▶ Balikan badan 2 jam sekali, ganti posisi.

至少每2小時翻身、更換姿勢一次。

▶ Ambil makanan bergizi dan ber-air.

充足的營養與水分。

▶ Jaga kekeringan dan kebersihan tubuh.

保持皮膚清潔乾燥。

▶ Bila terlalu kering boleh menggunakan minyak.

皮膚過度乾燥，可使用乳液給予滋潤。

▶ Pijat.

給予按摩。

▶ Dengan menggunakan kain untuk melumaskan alas ranjang.

衣物柔軟、床褥平整。

▶ Gunakan alat pelindung, seperti alas ranjang yang menggunakan udara.

使用預防工具。例如：氣墊床。

6. Perawatan kencing

泌尿系統

✤ Efek

影響

▶ Kencing tidak dapat keluar, infeksi, kencing batu.

尿不易排出、感染、結石。

✤ Cara perawatan

照護重點

▶ Balikkan badan ke kanan atau kekiri, gerakkan kedua tangan dan kaki, berdiri, menjaga tulang supaya mengendur menjaga supaya kencing bersih.

藉著翻身、肢體運動或站立，一方面可預防骨質疏鬆，一方面可防止尿液滯積。

▶ Banyak meminum air kalau gak memilih minuman tiap hari biasakan minum air 2000 cc tidak boleh kurang dari itu kalau bisa lebih baik tidak menggunakan alat pembantu untuk kencing.

適當的攝取水分，若無特殊限制，每日攝取量不得少於2000 cc。非必要勿用留置導尿管。

7. Perasaan

心理

❖ Efek

影響

▶ Kemurunganj iwa, tidak bisa tidur.

憂鬱、失眠。

❖ Cara perawatan

照護重點

▶ Bantu pasien untuk menyesuaikan lingkungan.

協助病患適應環境。

▶ Hormati individual dari pasien, perluas lingkungan pasien.

尊重病患為獨立的個體，擴大病患所接觸的環境。

▶ Semangati pasien untuk mandiri.

鼓勵病患盡可能的自我照護。

▶ Kerumah sakit jiwa.

身心科就醫，以獲得協助。

國家圖書館出版品預行編目資料

好看護的第一本速查手冊／林秀英，何
美娜著. -- 二版. -- 臺北市：書
泉,2015.04
　　面；　　公分
中印對照
ISBN 978-986-121-884-7（平裝）

1.長期照護

419.79　　　　　　　104002688

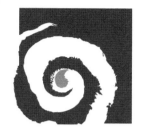

3Q14

好看護的第一本速查手冊
（中印對照版）

作　　　者 — 林秀英（121.1）、何美娜

發 行 人 — 楊榮川

總 編 輯 — 王翠華

主　　　編 — 王俐文

責任編輯 — 金明芬

封面設計 — 黃聖文

出 版 者 — 書泉出版社

地　　　址：106台北市大安區和平東路二段339號4樓

電　　　話：(02)2705-5066　　傳　真：(02)2706-6100

網　　　址：http://www.wunan.com.tw

電子郵件：shuchuan@shuchuan.com.tw

劃撥帳號：01303853

戶　　　名：書泉出版社

總 經 銷：朝日文化

進退貨地址：新北市中和區橋安街15巷1號7樓

TEL：(02)2249-7714　　FAX：(02)2249-8715

法律顧問　林勝安律師事務所　林勝安律師

出版日期　2011年5月初版一刷
　　　　　　2015年4月二版一刷

定　　　價　新臺幣280元